AF503988

MÉCANISME

DES

FRACTURES DU COUDE

CHEZ LES ENFANTS

LEUR TRAITEMENT

PAR L'EXTENSION

PAR

André-Auguste BERTHOMIER,

Docteur en médecine de la Faculté de Paris,
Interne des hôpitaux de Lyon,
Deux fois lauréat de l'École de médecine (1869-1871).

PARIS

V. ADRIEN DELAHAYE ET Cᵒ, LIBRAIRES-ÉDITEURS

PLACE DE L'ÉCOLE-DE-MÉDECINE.

1875

MÉCANISME

DES

FRACTURES DU COUDE

CHEZ LES ENFANTS

LEUR TRAITEMENT

PAR L'EXTENSION

PAR

André-Auguste BERTHOMIER,

Docteur en médecine de la Faculté de Paris,
Interne des hôpitaux de Lyon,
Deux fois lauréat de l'Ecole de médecine (1869-1871).

BIBLIOTHÈQUE NATIONALE R.F. IMPRIMÉS.

DÉPÔT LÉGAL Seine No 1 1875

PARIS

V. ADRIEN DELAHAYE ET Cᵒ, LIBRAIRES-ÉDITEURS

PLACE DE L'ÉCOLE-DE-MÉDECINE.

—

1875

A la mémoire

DE MON PÈRE ET DE MA MÈRE

A MON FRÈRE

A MES SŒURS

A M. LAROYENNE

Chirurgien en chef de la Charité de Lyon.

A mes autres maîtres dans les hôpitaux de Lyon :

MM. TESSIER, GAYET, DELORE, FOCHIER

A M. LE PROFESSEUR GOSSELIN

Président de l'Académie de médecine,
Membre de l'Institut, etc.

Les fractures du coude *chez les enfants* sont invariablement traitées par la flexion ou la demi-flexion ; on a peur de l'ankylose. Nulle part, dans l'histoire de ces fractures, nous n'avons vu qu'on ait adopté ou proposé l'*extension*, soit comme méthode générale, soit même comme méthode exceptionnelle. Si Pézerat, et plus récemment M. Coulon, ont *proposé* l'extension pour quelques cas de fractures sus-condyliennes de l'humérus, c'est qu'ils supposaient que ces fractures n'étaient point articulaires. Il est évident, toutefois, que nous faisons exception pour les fractures de l'olécrâne ; on sait que, pour ces dernières, Duverney, Desault, Boyer, Monteggia, etc., ont préconisé l'extension incomplète ; Haigthon, Sheldon, A. Cooper, etc., l'extension complète.

M. Laroyenne, chirurgien en chef de la Charité de Lyon, persuadé, comme Pézerat, MM. Coulon et Marjolin, et plusieurs autres auteurs, que la réduction dans les fractures transversales était plus parfaite dans l'extension que dans la flexion, pensait que ces fractures devaient être, pour cette raison, traitées par l'extension chez les enfants et les adolescents. Il avait remarqué, en outre, que certaines fractures du coude, traitées par la flexion ou la demi-flexion, offraient des particularités assez inattendues. Lorsque le membre était dans la flexion, le coude paraissait n'avoir rien d'anormal, mais si l'on portait le membre dans l'extension, l'angle obtus ouvert en dehors que forment normalement le bras et l'avant-bras était tellement marqué qu'il en résultait une déformation considérable : de plus, les mouvements de pronation et de supination étaient fort limités.

Pour échapper à ces inconvénients, M. Laroyenne, convaincu que l'on s'était exagéré les dangers de l'anky- lose chez les enfants, résolut de traiter par l'extension les fractures qui présenteraient à peu près les mêmes caractères que celles dont nous venons de parler. Depuis trois ans, plusieurs fractures du coude ont été traitées par l'extension, et toutes ces tentatives ont été couron- nées d'un plein succès. Mais restait à déterminer à quoi tenait cette disposition spéciale, et à rechercher quels étaient les caractères des fractures du coude qu'il conve- nait de traiter par l'extension.

A l'instigation de M. Laroyenne, nous avons entrepris dans ce sens plusieurs séries d'expériences. Ces expé- riences, au nombre de plus de 80, ont été faites sur des coudes appartenant à des enfants de tous les âges, mais particulièrement de 2 à 10 ans. De cette expérimentation et de l'examen attentif de 14 cas de fractures du coude que nous avons pu observer pendant notre séjour à la Cha- rité, nous sommes arrivé avec M. Laroyenne à cette conclusion que la grande majorité des fractures du coude, chez les enfants, devaient être traitées par l'extension complète. Il y a naturellement, comme à toutes les règles, quelques petites exceptions.

En terminant l'exposé rapide de ce travail, il nous reste à remercier publiquement notre maître en chirurgie, M. Laroyenne, pour la sollicitude avec laquelle il nous a dirigé dans nos expériences et nos observations.

Nous remercions aussi nos collègues et amis, MM. Té- denat et Guyot de Montmerle, du soin avec lequel ils nous ont aidé dans plusieurs de nos expériences.

MÉCANISME

DES FRACTURES DU COUDE

CHEZ LES ENFANTS

LEUR TRAITEMENT

PAR L'EXTENSION

PRÉLIMINAIRES.

Avant de définir ce que l'on doit entendre par fractures du coude chez les enfants, nous croyons indispensable de rappeler en quelques mots les particularités que présente le coude chez l'enfant. Ces notions ont trait spécialement aux extrémités osseuses qui composent le squelette de la région, os, périoste, et à la synoviale articulaire.

1° *Os.* — Tous les anatomistes nous apprennent que les os qui forment le squelette du coude ne s'ossifient qu'après la naissance. Pour l'extrémité inférieure de l'humérus, le premier point osseux qui se développe correspond au condyle de l'humérus : il apparaît à 2 ans et demi ; à 7 ans, un second noyau osseux forme l'épitrochlée : à 12 ans, on commence à voir celui qui forme le bord inférieur de la trochlée, et ce n'est qu'à 16 ans qu'apparaît le quatrième pour l'épicondyle. De 18 à 20 ans, l'extrémité inférieure de l'humérus ainsi constituée se soude définitivement au corps de l'os.

Pour le cubitus, l'ossification débute par l'apophyse coronoïde à l'âge de 7 ans : le point d'ossification de l'olécrâne ne se montre que vers 8 ans. L'extrémité supérieure du radius ne s'ossifie que vers la 16° année. Il est à remarquer, pour l'extrémité supérieure du cubitus, que l'étranglement, situé à la réunion des branches qui constituent le crochet sigmoïde, est relativement plus considérable chez l'enfant que chez l'adulte ; si nous ajoutons de plus que cet isthme reste cartilagineux pendant la plus grande partie de l'enfance, nous nous expliquerons facilement, dans quelques instants, la facilité avec laquelle se produisent les fractures épiphysaires de l'olécrâne. La disposition spéciale du tendon du triceps, ses connexions avec le périoste du cubitus et la présence du ligament latéral interne expliqueront également pourquoi, la plupart du temps, il est impossible de les reconnaître.

2° *Le périoste* nous présente également quelque chose de tout à fait spécial chez l'enfant. Il est beaucoup plus résistant et plus épais que chez l'adulte ; les phénomènes de nutrition y jouissent d'une suractivité exceptionnelle : enfin le périoste de l'enfant est beaucoup moins adhérent à l'os sous-jacent ; il se laisse assez facilement décoller, ainsi que nous le verrons bientôt.

3° *La synoviale articulaire.* Aux remarques précédentes nous en ajouterons d'autres non moins importantes pour notre sujet ; elles ont trait à la synoviale articulaire, ou plutôt aux rapports que présente la diaphyse avec la synoviale, suivant les différents âges. Je citerai textuellement ce qu'ont dit à ce sujet MM. Laroyenne et Sésary, qui paraissent s'être occupés les premiers de la question (Des synoviales articulaires considérées dans leurs rapports avec les extrémités des os longs chez les enfants et les adolescents. *Lyon Médic.*, janvier 1870).

« Au coude, l'extrémité de la diaphyse humérale a des rapports très-étendus avec la synoviale. Pour bien les voir, il faut examiner une coupe antéro-postérieure de l'humérus passant par le milieu de l'os : on voit alors au niveau de la cavité olécrânienne la diaphyse pénétrer dans la synoviale de $0^m,008$ à l'âge de 3 ans, et de $0^m,015$ à 13 ans. Il est donc probable que l'ostéite de l'extrémité inférieure de l'humérus amènerait une arthrite du coude. Cependant nous avons eu l'occasion d'observer, dans le service de M. Laroyenne à la Charité, un fait très-curieux d'ostéite suppurée de l'épicondyle, qui avait guéri après plusieurs mois, sans que jamais l'articulation ait présenté le moindre symptôme d'inflammation. Sur une coupe transversale de l'humérus, on constate que le noyau osseux est complètement indépendant de la diaphyse et de la synoviale. Cette indépendance, qui persiste jusqu'à 20 ans et quelquefois toute la vie, nous permet de comprendre une pareille anomalie apparente.

« Des coupes antéro-postérieures du radius montrent que la diaphyse de cet os pénètre dans la synoviale de plusieurs millimètres et sur tout son pourtour. Quant au cubitus, sa diaphyse reste complètement isolée de la synoviale par une lamelle cartilagineuse de 1 à 3 millimètres d'épaisseur, dans laquelle se développent les points d'ossification de l'olécrâne et de l'apophyse coronoïde. »

De ces données nouvelles il résulte que, contrairement à ce que l'on croit généralement, les fractures sus-condyliennes de l'humérus pénètrent ordinairement dans l'articulation.

Maintenant, que doit-on entendre par fractures du coude? Sous ce nom, Malgaigne désigne toutes les fractures qui pénètrent dans l'articulation du coude, fractures qu'il énumère ainsi : 1° fracture des deux condyles de l'humérus; 2° fracture du condyle externe; 3° fracture de la trochlée ou condyle interne; 4° fracture de l'olécrâne; enfin 5° fractures comminutives du coude, c'est-à-dire combinaison variable des diverses fractures énumérées précédemment avec une grande quantité d'esquilles. Cette division, exacte pour l'adulte, ne saurait être admise pour l'enfant, elle est incomplète ; car, ainsi que nous l'avons vu déjà, l'extrémité diaphysaire de l'humérus pénètre plus ou moins dans la synoviale, suivant l'âge du sujet. Il faudra donc, à l'énumération précédente, ajouter les fractures sus-condyliennes de l'humérus (Malgaigne) ou fracture de l'extrémité inférieure de l'humérus (Dupuytren).

Malgaigne, s'en tenant à la stricte définition de fracture pénétrante du coude, étudie à part les fractures isolées de l'épitrochlée. Mais, comme ces lésions appartiennent intimement à la région du coude, et que de plus, ainsi que nous le verrons plus loin, elles sont habituellement articulaires, il paraît légitime de les ranger avec les précédentes. Nous ferons la même remarque pour les fractures isolées de l'épicondyle.

Sous le titre de *fractures du coude chez les enfants* nous comprendrons donc toutes les fractures articulaires : les fractures sus-condyliennes de l'humérus, les fractures de l'épicondyle, du condyle, de l'épitrochlée, de la trochlée,

de l'olécrâne, de l'apophyse coronoïde du cubitus, de la
tête et du col du radius, enfin les fractures comminutives et les fractures compliquées.

ANATOMIE ET PHYSIOLOGIE PATHOLOGIQUES.

Les fractures du coude, assez rares chez l'adulte,
sont très-fréquentes chez l'enfant, ce qui tient à ce que
les causes qui les produisent chez ces derniers déterminent chez l'adulte des lésions tout autres : luxation de
l'épaule ou du coude, fracture du corps de l'humérus, etc.

D'après MM. Coulon et Marjolin, sur un total de
140 fractures observées à l'hôpital Sainte-Eugénie pendant l'année 1860, il y avait 18 fractures du coude. A
l'hôpital de la Charité de Lyon, pendant les dix premiers
mois de l'année 1875, il y a eu 14 fractures du coude. Il
paraîtrait que ces fractures sont plus fréquentes au-dessous de 12 ans qu'au-dessus, fait que pourrait expliquer
la structure spéciale de l'extrémité inférieure de l'os, qui,
proportionnellement au reste du levier, est d'autant
moins résistante qu'on se rapproche plus de la naissance.

Les traumatismes qui déterminent les fractures du
coude sont, par ordre de fréquence : 1° les chutes sur le
coude ou sur la paume de la main ; 2° les chocs ou pressions brusques sur le coude, tels que le passage d'une
roue de voiture sur l'article, ou la chute d'un corps lourd
sur le coude, le membre reposant sur un plan résistant ;
enfin 3° la flexion latérale, les tractions sur l'avant-bras
avec ou sans torsion. Ces différentes causes ayant dans

leurs résultats quelque chose de spécial, nous étudierons chacune en particulier.

Nous avons cherché à reproduire les fractures du coude par ces divers moyens. Nous avons fait pour cela plus de 80 expériences : nous les grouperons en trois séries. La première comprendra les expériences faites pour simuler les chutes sur le coude ou sur la paume de la main. La deuxième, la flexion latérale, les tractions sur l'avant-bras avec ou sans torsion. La troisième, les chocs ou pressions brusques sur le coude maintenu par un plan résistant.

Première série. — Elle comprendra deux subdivisions : les chutes sur le coude et les chutes sur la paume de la main.

A. *Chutes sur le coude.*

C'est, comme nous l'avons dit, la cause de beaucoup la plus fréquente. Nous avons cherché à la reproduire de la façon suivante : le membre est désarticulé ; les mensurations prises aussi exactement que possible avec le compas d'épaisseur, le coude est fixé sur un plan résistant et repose, suivant les cas, tantôt sur l'olécrâne et l'épitrochlée (chutes sur le coude, le bras étant écarté du corps), tantôt sur l'olécrâne et l'épicondyle (chute sur le coude, le bras rapproché du corps), tantôt enfin sur l'olécrâne seule (position intermédiaire aux deux précédentes) : le bras et l'avant-bras forment des angles variés. Tout le membre étant immobilisé autant que possible, un corps d'un poids connu tombe d'une hauteur déterminée sur la tête humérale. L'instrument dont nous nous som-

mes servi dans toutes nos expériences est un maillet de
bois du poids de 4 k.

Expérience I. — *Fracture transversale diaphyso-épiphysaire.* — Enfant
de 5 ans. Le bras droit est placé en flexion de 60° environ, l'avant-bras
en demi-pronation ; le coude repose sur le plan résistant par l'olécrâne
et l'épitrochlée (chute sur le coude, le bras écarté du corps). Le maillet
de bois, placé à une hauteur de 75 centimètres au-dessus du bras, tombe
directement sur la tête humérale.

A première vue, l'aspect général du membre est peu changé : c'est à
peine si l'on peut noter un peu de raccourcissement apparent de l'humérus et de déformation du coude.

Si l'on cherche à imprimer des mouvements à l'avant-bras, on constate que la flexion se fait bien, mais que l'extension complète est impossible et la supination difficile : tous ces mouvements s'accompagnent
de crépitation évidente. De plus, on obtient des mouvements de latéralité
tendant à exagérer et l'angle obtus, ouvert en dehors, que forment le
bras et l'avant-bras, et la saillie de l'épitrochlée en dedans.

Si l'on explore la région du coude, on trouve en avant une saillie anormale, située à 2 centimètres environ au-dessus du pli du coude ; cette
saillie, bien évidente à la région épitrochléenne, n'est pas sensible à la
région épicondylienne. En arrière, on sent une légère dépression au-dessus de l'olécrâne. Le diamètre antéro-postérieur de l'articulation est
augmenté ; il donne, au compas d'épaisseur, une différence de 1 centimètre. Le diamètre transversal, à l'extrémité inférieure de l'humérus, est
resté sensiblement le même. En pressant le coude dans le sens de ces
deux diamètres, on ne détermine point de crépitation, on ne sent point
basculer de fragment : il est également impossible de faire mouvoir sous
les doigts l'épitrochlée ou l'extrémité inférieure de l'humérus.

Autopsie.—L'articulation est disséquée avec le plus grand soin, et l'on
voit que la solution de continuité porte sur toute l'épiphyse humérale. Si
l'on examine l'articulation par sa face antérieure, le membre étant en
flexion, on voit que le ligament antérieur est intact et que le périoste est
décollé sur une assez grande étendue, mais n'est pas déchiré au niveau du
foyer de la fracture, que l'on ne distingue que très-imparfaitement de ce
côté. Si on l'examine, au contraire, par la face postérieure, on voit tout à
découvert le foyer de la fracture, communiquant largement avec la cavité articulaire ; le périoste et la synoviale sont déchirés. Si l'on essaie de
fléchir l'avant-bras, la flexion se produit en grande partie dans le foyer
de la fracture, le cubitus entraînant avec lui le fragment inférieur ; l'épitrochlée surtout est entraînée et subit un mouvement de translation en
avant, pendant que l'épicondyle demeure sensiblement en rapport avec

la diaphyse humérale. Si l'on tente l'extension, on obtient, en tirant un peu, une réduction parfaite des fragments ; ils ne peuvent point basculer en arrière, à cause de la présence de l'olécrâne ; ils ne peuvent non plus basculer en avant, maintenus qu'ils sont par la tension du périoste et de la capsule non déchirés.

Pour juger plus exactement des lésions produites dans l'extrémité inférieure de l'humérus, nous enlevons tous les ligaments et le périoste décollé. Nous constatons alors facilement une séparation complète de l'épiphyse inférieure de l'humérus ; la solution de continuité est transversale et un peu irrégulière. Au niveau du condyle externe, la fracture s'est produite exactement à la jonction de la diaphyse avec l'épiphyse. Au niveau de la trochlée, une portion de la diaphyse, de 5 millimètres environ, séparée du corps de l'os, est restée adhérente à l'épiphyse ; au-dessus et en dedans de la trochlée, une ligne verticale isole de la diaphyse un fragment cunéiforme de 6 millim. de hauteur, resté adhérent à l'épitrochlée. La fracture siége, suivant ces points, de 3 à 8 millim. au-dessous de l'insertion de la synoviale articulaire ; irrégulière du côté où a porté le traumatisme, elle est exactement transversale du côté opposé.

Du côté du cubitus, fracture épiphysaire de l'olécrâne. Cette apophyse est maintenue solidement en place par le tendon du triceps et par le ligament latéral interne, de sorte que, si on la regarde par sa face postérieure, on ne voit pas la solution de continuité, on ne la perçoit pas, même à l'exploration la plus attentive. Au contraire, si l'on regarde la face articulaire, on voit parfaitement la solution de continuité, et l'on peut facilement, avec le doigt, faire basculer le fragment.

Rien du côté du radius.

Exp. II. — *Fracture épiphysaire de l'olécrâne.* — Enfant de 3 ans. Le coude repose sur le plan résistant par l'olécrâne et le bord postérieur du cubitus ; la flexion est de 45° ; l'avant-bras est en demi-pronation ; la hauteur du maillet est de 40 centimètres.

Rien de changé dans l'aspect général ni dans les mouvements ; pas de crépitation. A la dissection, l'articulation paraît complètement saine : ce n'est qu'après l'avoir largement ouverte que l'on constate une fraction épiphysaire de l'olécrâne ; les fragments sont, comme dans le cas précédent, maintenus en place par le tendon du triceps et le ligament latéral interne. Rien de particulier du côté des autres os.

Exp. III. — *Fracture transversale diaphyso-épiphysaire.* — Enfant de 6 ans. Le bras est en flexion de 45° ; le coude repose sur le plan résistant par l'olécrâne et l'épicondyle (chute, le bras étant rapproché du corps) ;

l'avant-bras est en pronation ; le maillet tombe d'une hauteur de 70 centimètres.

Aspect général peu modifié ; pas de raccourcissement de l'humérus, pas de changements dans les diamètres (antéro-postérieur et transversal). Les mouvements communiqués de flexion, d'extension, de pronation et de supination, s'exécutent bien et ne donnent lieu à aucune sensation bien définie de crépitation ; pas de mobilité anormale. L'exploration de la région du coude par les moyens ordinaires ne donne pas de renseignements précis.

L'articulation disséquée ne présente à sa face antérieure rien d'anormal ; à sa face postérieure, on trouve une déchirure transversale de la synoviale et du périoste, et à travers on aperçoit une solution de continuité de l'os, mais sans déplacement. Si l'on imprime des mouvements de flexion à l'articulation, on voit que le fragment inférieur s'infléchit en avant, mais fort peu ; l'extension complète ne s'accompagne d'aucun déplacement.

Le ligament antérieur, incisé largement, laisse à découvert une fracture transversale de l'extrémité inférieure de l'humérus siégeant au point de jonction de la diaphyse et de l'épiphyse ; seulement, au niveau du condyle externe et de la trochlée, nous trouvons un fragment de la diaphyse, de 2 centimètres de large sur 2 millimètres de haut, qui est resté adhérent à l'épiphyse : pas de petits fragments isolés. En avant, le périoste a été décollé jusqu'à 1 centimètre au-dessus de la solution de continuité.

Au cubitus, fracture épiphysaire de l'olécrâne, absolument semblable aux précédentes.

Exp. IV. — *Fracture transversale diaphyso-épiphysaire.* — Enfant de 7 ans. Le coude repose sur l'olécrâne et l'épitrochlée ; le bras est en flexion de 70° ; la hauteur du maillet est de 80 centimètres.

Pas de raccourcissement apparent de l'humérus ; la flexion est possible et détermine un peu de crépitation ; l'extension complète est impossible et produit une crépitation évidente. Pas de mouvement bien marqué de latéralité ; saillie anormale au niveau de l'épitrochlée.

A la palpation, le diamètre antéro-postérieur paraît un peu augmenté, surtout en dedans. L'épitrochlée est saillante en avant et en dedans : on la fait mouvoir facilement sous le doigt ; mais on perçoit très-vaguement l'état de l'extrémité inférieure de l'humérus, à laquelle on ne peut communiquer de mouvements anormaux, ni dans le sens antéro-postérieur, ni dans le sens transversal.

Autopsie. — Fracture transversale, irrégulièrement située à la ligne diaphyso-épiphysaire ; l'épitrochlée est complètement détachée de l'épiphyse ; le périoste de la face antérieure est décollé, mais non rompu, sauf au niveau de l'épitrochlée, qui, en suivant le ligament latéral interne, a subi un écartement de 4 millimètres. Fracture de l'olécrâne.

Exp. V.—*Fracture transversale diaphyso-épiphysaire.*—Enfant de 7 ans. Le bras, en flexion de 80° environ, repose sur le plan résistant par l'olécrâne et le bord postérieur du cubitus ; l'avant-bras est placé en supination ; la hauteur du maillet est de 85 centimètres.

Aspect général peu changé. Les mensurations accusent un peu de raccourcissement de l'humérus et une légère augmentation dans le diamètre antéro-postérieur du coude ; le diamètre transversal n'a subi aucune modification. Les mouvements communiqués se font assez bien, sauf l'extension complète, qui s'accompagne de crépitation. L'exploration ne dénote qu'une légère saillie anormale au-dessus du pli du coude ; encore est-elle fort peu appréciable, malgré l'absence du gonflement, que l'on trouve sur le vivant en pareille circonstance.

Autopsie. — A la face antérieure de l'articulation, nous trouvons une petite solution de continuité du périoste au niveau de l'épitrochlée, au point d'insertion du ligament latéral interne. A travers cette ouverture, nous voyons que le périoste est décollé sur tout le reste de la face antérieure de l'extrémité humérale, et qu'il forme, avec le ligament antérieur intact, une membrane continue ; mais l'on n'aperçoit point de solution de continuité de l'os. A la face postérieure, on trouve à découvert une fracture transversale à la réunion de la diaphyse et de l'épiphyse. La synoviale et le périoste sont déchirés dans toute l'étendue de la fracture.

Si l'on fléchit l'avant-bras, la flexion se produit en partie dans le foyer de la fracture ; le fragment inférieur repousse l'olécrâne en arrière par sa face articulaire, tandis que, par sa surface de fracture, il fait saillie en avant, sous le périoste décollé. Dans l'extension complète unie à la traction, la réduction des fragments est parfaite.

Le trait de fracture ne suit pas exactement la ligne diaphyso-épiphysaire ; au niveau de la trochlée et du condyle externe, nous trouvons une lamelle osseuse appartenant à la diaphyse. L'épitrochlée est séparée incomplètement de la trochlée par une fente ou fissure oblique de haut en bas et de dehors en dedans ; elle a entraîné avec elle une petite portion osseuse appartenant à la diaphyse.

Du côté du cubitus, fracture épiphysaire de l'olécrâne.

Exp. VI. — *Fracture transversale diaphyso-épiphysaire.* — Enfant de 6 ans. Le coude repose sur l'olécrâne et l'épicondyle (chute sur le coude, le bras rapproché du corps). Le bras est en flexion de 100° ; hauteur du maillet, 75 centimètres.

Peu ou pas de raccourcissement apparent. La flexion et l'extension déterminent de la crépitation ; il y a un peu de mobilité latérale. L'angle

obtus, ouvert en dehors, n'a pas subi de modification appréciable. Le
diamètre antéro-postérieur est un peu augmenté, surtout à la région externe. A la palpation, saillie au-dessus du pli du coude, sensible surtout
au côté externe, et paraissant appartenir à l'épicondyle, déplacé en avant
et en haut.

Autopsie. — Fracture transversale partant de l'épicondyle, pour aboutir vers le milieu de l'épitrochlée. Le trait de fracture, commençant à la
jonction du condyle externe avec la diaphyse, suit irrégulièrement la
ligne diaphyso-épiphysaire jusqu'à l'épitrochlée, qui se trouve séparée
en deux parties. Le périoste est décollé en avant, déchiré en arrière, ainsi
que la synoviale.

Comme dans les expériences précédentes, la flexion se produit en partie dans le foyer de la fracture ; l'extension amène une réduction exacte
des fragments.

Au cubitus, fracture épiphysaire de l'olécrâne.

Exp. VII. — *Fracture épiphysaire de l'olécrâne.* — Enfant de 5 ans. Le
bras est en flexion de 45°, l'avant-bras en pronation ; le coude repose sur
le plan résistant par l'olécrâne et l'épitrochlée ; hauteur du maillet,
50 centimètres. Rien d'anormal dans l'aspect général ni dans les mouvements. L'exploration ne dénote aucune lésion appréciable.

Autopsie. — L'articulation paraît complètement saine. Ce n'est qu'en
mettant à découvert les surfaces articulaires que nous constatons une
fracture épiphysaire de l'olécrâne.

Exp. VIII. — *Fracture épiphysaire olécrânienne.* — Enfant de 3 ans. Le
bras est en flexion de 90° ; le coude repose sur le plan résistant par
l'olécrâne et l'épicondyle : hauteur du maillet, 30 centim.

Mêmes résultats que dans l'expérience précédente.

Exp. IX. — *Fracture en* ⋈. — Enfant de 4 ans. Le bras est en flexion
de 90°, l'avant-bras en demi-pronation. Le coude repose sur l'olécrâne
et le bord postérieur du cubitus : la hauteur du maillet est de 85 centim.

Aspect général. — L'humérus est raccourci : la saillie de l'olécrâne en
arrière est plus marquée qu'avant. La saillie de l'épitrochlée en dedans
est également exagérée.

Mouvements communiqués : la flexion est possible, mais s'accompagne de crépitation manifeste ; l'extension complète est impossible ; la
pronation et la supination sont difficiles et déterminent de la crépitation : mouvement de latéralité tendant à exagérer l'angle obtus ouvert
en dehors, ce qu'explique la saillie anormale de l'épitrochlée.

L'exploration dénote une augmentation du diamètre antéro-postérieur
de l'articulation, une saillie manifeste à 2 centim. au-dessus du pli du
coude, et une dépression assez considérable au-dessus de l'olécrâne. Le

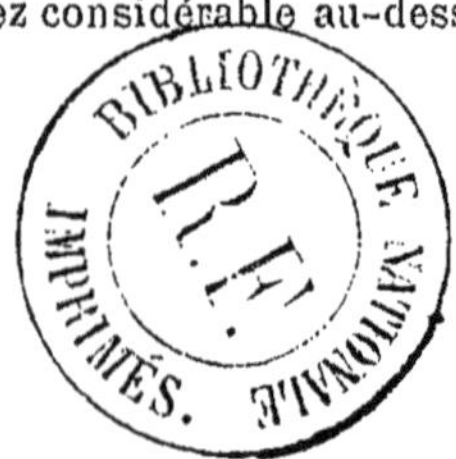

diamètre transversal ne paraît pas modifié; on ne sent point de mobilité anormale du côté de l'épicondyle ou de l'épitrochlée.

Autopsie. — On trouve à la face antérieure de l'articulation une déchirure du périoste siégeant au-dessus de l'épitrochlée, aux points d'insertion du ligament latéral interne : cette déchirure de 1 centim. d'étendue permet d'apercevoir un vaste décollement du périoste, qui forme avec le ligament antérieur intact une membrane continue. A la face postérieure : déchirure du périoste et de la synoviale; fracture transversale siégeant à la jonction de la diaphyse et de l'épiphyse. Le périoste n'étant point décollé, on ne distingue pas bien dans quel état se trouve la diaphyse au-dessus du trait de fracture. Lorsque le membre est placé dans l'extension, la coaptation est parfaite, mais, pour y arriver, une traction modérée est nécessaire.

Les ligaments coupés et l'articulation largement ouverte, l'extrémité inférieure de l'humérus nous présente des désordres considérables. En avant : décollement du périoste remontant à 3 centim. au-dessus de la surface articulaire. Au-dessous du périoste décollé, nous trouvons : 1° une fracture transversale siégeant à la ligne diaphyso-épiphysaire et comprenant, comme dans les expériences précédentes, de petites lamelles osseuses diaphysaires; 2° une fracture de la partie sus-condylienne de la diaphyse : du milieu de la ligne diaphyso-épiphysaire, on voit partir deux traits de fractures, l'un oblique en haut et en dehors, l'autre oblique en haut et en dedans, isolant deux fragments diaphysaires à peu près égaux, l'un correspondant à la trochlée, l'autre au condyle externe; l'extrémité inférieure de la diaphyse s'avance comme un coin entre ces deux fragments. Ces trois lignes de fracture constituent exactement, par leur réunion, la forme de la lettre K, placée horizontalement. En arrière, après avoir ruginé le périoste, au-dessus de la ligne diaphyso-épiphysaire, on trouve deux fissures correspondant aux deux petites branches du K, mais seulement dans une partie de leur trajet, la lame postérieure de la diaphyse n'a pas été complètement divisée; dans certains points, elle est seulement infléchie : il y a eu là ce que les Anglais appellent *Green stick fracture*, la fracture en bois vert.

Au cubitus, fracture épiphysaire de l'olécrâne.

Exp. X. — *Fracture en ⊟.* — Enfant de 5 ans. Bras gauche en flexion de 90°; le coude repose sur le plan résistant par l'olécrâne et l'épitrochlée : la hauteur du maillet est de 1 mètre.

L'aspect général est à peu près le même que dans l'expérience précédente; cependant les déformations sont plus appréciables à la simple vue. Pour bien nous assurer que dans les expériences précédentes le décollement du périoste n'était pas dû aux manœuvres exploratrices faites avant l'autopsie, nous procédons, sans examen préalable, à la dissection de l'articulation.

— 19 —

En avant : déchirure du périoste au-dessus de l'épitrochlée, au point
d'implantation du ligament latéral interne ; cette déchirure nous permet
d'apercevoir une solution de continuité de l'os et un décollement du
périoste correspondant à toute la face antérieure de l'extrémité humérale. En arrière, l'articulation n'ayant pas été ouverte par le traumatisme, nous ne pouvons distinguer autre chose que la déchirure du
périoste à la région épitrochléenne.

L'articulation largement ouverte et le périoste incisé, nous trouvons :

En avant : 1° une fracture transversale suivant la ligne diaphyso-épiphysaire et analogue à celles qui ont été décrites précédemment ; 2° une
fracture comminutive de la partie sus-condylienne de la diaphyse : à
1 centimètre et demi au-dessus de la ligne diaphyso-épiphysaire, nous
trouvons une fracture transversale de la diaphyse ; du milieu de cette
ligne, qui présente une courbe à convexité inférieure, part un trait de
fracture vertical joignant l'une à l'autre les deux fractures transversales,
et partageant ainsi en deux fragments la partie sus-condylienne de la
diaphyse ; ces trois lignes de fracture constituent, par leur réunion, la
forme de la lettre H, placée horizontalement. Entre les deux fragments
sus-condyliens, se trouvent de petites esquilles qui en ont été détachées
par la violence du choc.

En arrière, l'aspect est tout différent : on trouve parfaitement la fracture épiphysaire ; mais, au-dessus, on ne distingue que deux fissures ne
suivant que dans une petite partie de leur trajet les deux autres lignes
de fracture : la lame postérieure de l'os, plutôt fléchie que brisée. sert
d'atelle postérieure. Nous avons vu que, dans l'extension, le périoste
décollé pouvait servir d'atelle antérieure ; dans un cas de ce genre, la
réduction des fragments serait donc aussi complète que possible dans
l'extension.

Exp. XI. — *Fracture en* ⋈. — Enfant de 8 ans. Le bras est en flexion
de 60° ; l'avant-bras repose sur le plan résistant par l'olécrâne et l'épicondyle : la hauteur du maillet est de 1 mètre 15 cent.

Raccourcissement marqué de l'humérus, augmentation du diamètre
antéro-postérieur ; l'avant-bras paraît subluxé en dedans.

Tous les mouvements communiqués produisent de la crépitation ;
l'extension complète est impossible sans traction : mobilité anormale
dans le sens transversal.

Autopsie. — Mêmes lésions que dans l'expérience IX. Fracture en
seulement les lignes de fractures sont plus nettement accusées à
face postérieure. Fracture épiphysaire de l'olécrâne.

Exp. XII. — *Fracture transversale diaphyso-épiphysaire. Fracture épi-
physaire-olécrânienne.* — Enfant de 12 ans. Le bras est en flexion de

115°. L'avant-bras en supination repose sur le plan résistant par l'olécrâne et le bord postérieur du cubitus : hauteur du maillet, 90 centim.

L'examen ne donne aucun indice de fracture.

Autopsie. — Fracture transversale à la jonction de la diaphyse et de l'épiphyse ; pas de déplacement. En arrière, la solution de continuité passe par la ligne diaphyso-épiphysaire ; en avant, elle passe au-dessus et isole de la diaphyse une lame osseuse irrégulière de 3 millimètres de hauteur en moyenne.

Fracture épiphysaire de l'olécrâne.

Exp. XIII. — *Fracture transversale diaphyso-épiphysaire.* — Enfant de 8 ans. Le bras est en flexion de 120°. Le coude repose sur l'olécrâne et l'épitrochlée : hauteur du maillet, 90 centim.

Déformation ; saillie exagérée au niveau de l'épitrochlée, extension complète impossible : tous les mouvements s'accompagnent de crépitation.

Autopsie.— Mêmes lésions que dans l'exp. IV, seulement l'épitrochlée n'a pas été séparée de l'épiphyse ; elle est fortement saillante en avant et en dedans : le condyle externe n'a pas subi de déplacement bien appréciable.

Exp. XIV. — *Fracture transversale sus-condylienne. Fracture épiph. olécrânienne.* — Enfant de 6 ans. Le bras est en flexion de 90°. L'avant-bras en demi-pronation repose sur le plan résistant par l'olécrâne et l'épicondyle : hauteur du maillet, 80 centim.

Raccourcissement de l'humérus ; augmentation du diamètre antéro-postérieur, dépression au-dessus de l'olécrâne ; saillie en avant au-dessus du pli du coude ; crépitation.

Autopsie. — Nous trouvons en avant un décollement et au-dessous une fracture sus-condylienne oblique de haut en bas et de dehors en dedans, partant de 2 cent. au-dessus de l'épicondyle pour aboutir à 1^{mm} au-dessus de l'épitrochlée. En arrière, la fracture est complète, le périoste et la synoviale sont déchirés. Pas de solution de continuité dans la ligne diaphyso-épiphysaire.

Fracture épiphysaire de l'olécrâne.

Exp. XV. — *Fracture transversale sus-condylienne. Fracture épiphysaire de l'olécrâne.* — Enfant de 8 ans. Flexion de 110°. L'avant-bras repose sur le plan résistant par l'olécrâne et le bord postérieur du cubitus : hauteur du maillet, 1 mètre.

L'exploration donne les mêmes résultats que dans l'expérience précédente.

Autopsie.— Fracture transversale sus-condylienne à 8 millim. au-dessus de la ligne diaphyso-épiphysaire : le périoste décollé en avant est déchiré en arrière ainsi que la synoviale : pas de fracture à la ligne diaphyso-épiphysaire.

Fracture épiphysaire de l'olécrâne.

EXP. XVI. — *Fracture transversale sus-condylienne. |Fracture épiphysaire de l'olécrâne.* — Enfant de 7 ans. Flexion de 60°. L'avant-bras en supination repose sur le plan résistant par l'olécrâne et l'épicondyle : hauteur du maillet, 1 mètre.

Mêmes signes que dans les deux expériences précédentes.

Autopsie.— Fracture transversale sus-condylienne à 4 millim. au-dessus de l'épiphyse, légèrement oblique de haut en bas et de dehors en dedans. Pas de fracture épiphysaire de l'humérus. Fracture épiphysaire de l'olécrâne.

EXP. XVII. — *Fracture en H. Fracture épiphysaire de l'olécrâne.*— Enfant de 22 mois. Le bras est en flexion de 70° : le coude repose sur l'olécrâne et le bord postérieur du cubitus : hauteur du maillet, 40 centim.

Mêmes signes ; crépitation beaucoup plus évidente.

Autopsie. — En avant : décollement du périoste : au-dessous on trouve : 1° une fracture transversale à la jonction de la diaphyse et de l'épiphyse ; 2° une autre fracture transversale sus-condylienne à 8 millim. au-dessus de la ligne diaphyso-épiphysaire et reliée à la précédente par une fracture verticale. Fracture en H. En arrière, déchirure de la synoviale et du périoste au niveau de la fracture épiphysaire ; au-dessus la fracture de la diaphyse est incomplète, on ne trouve que deux fissures correspondant aux deux autres traits de fracture.

Fracture épiphysaire de l'olécrâne.

EXP. XVIII. — *Fracture transversale diaphyso-épiphysaire.* — Enfant de 2 ans et 2 mois. Flexion de 120°. L'avant-bras en pronation repose sur l'olécrâne et l'épitrochlée : hauteur du maillet, 50 centim.

L'exploration ne donne aucun signe positif.

Autopsie. — Périoste décollé en avant. Fracture transversale siégeant partie à la ligne diaphyso-épiphysaire, partie au-dessus.

EXP. XIX. — *Fracture transversale diaphyso-épiphysaire.* — Enfant de 2 ans. Flexion de 45°. L'avant-bras en pronation repose sur l'olécrâne et l'épicondyle : hauteur du maillet, 50 centim.

L'exploration est muette comme dans l'expérience précédente.

Autopsie. — Décollement du périoste en avant. Fracture transversale dans la ligne diaphyso-épiphysaire sauf au niveau de la trochlée ; une lamelle osseuse diaphysaire a suivi en ce point le fragment inférieur.

Pas de fracture épiphysaire de l'olécrâne. C'est la seule observation de cette première série dans laquelle nous n'ayons point trouvé de fracture de l'olécrâne.

Exp. XX. — *Ecrasement de l'extrémité humérale chez les rachitiques.*— Enfant de 2 ans, rachitique. Flexion de 90°. L'avant-bras repose sur le plan résistant par l'olécrâne et le bord postérieur du cubitus : hauteur du maillet, 60 centim.

L'exploration la plus attentive ne donne aucune notion sur l'effet du traumatisme.

Autopsie. — L'articulation largement ouverte, les extrémités [osseuses paraissent n'avoir subi aucune violence ; mais lorsqu'on presse contre un plan résistant l'extrémité inférieure de l'humérus, on la voit se déformer, s'aplatir, et à travers une déchirure verticale du périoste, on constate un écrasement complet de l'extrémité osseuse : le périoste considérablement épaissi sous l'influence du rachitisme maintient exactement en place les divers fragments résultant de cet écrasement de l'os.

Les expériences XXI et XXII et XXIII ont été faites sur des sujets également rachitiques et ont donné des résultats analogues.

Exp. XXIV. — *Fracture en* ⊐ . *Fracture épiphysaire de l'olécrâne.* — Enfant de 4 ans. Flexion de 110°. L'avant-bras repose sur l'olécrâne et la face postérieure du cubitus : hauteur du maillet, 1ᵐ,10

Les signes fournis par l'exploration sont à peu près les mêmes que dans les exp. IX et X ; mais on peut, avant la dissection, reconnaître une fracture de l'olécrâne ; il existe à peu près 1 centimètre d'écartement entre cette apophyse et l'extrémité supérieure du cubitus. C'est la seule expérience de cette première série dans laquelle nous ayons trouvé une fracture de l'olécrâne accompagnée de déplacement.

Autopsie. — Du côté de l'humérus. Fracture en ⊐ de l'extrémité inférieure. Du côté du cubitus, fracture épiphysaire de l'olécrâne avec écartement des fragments de 1 cent. 1/2.

Outre ces 24 premières expériences destinées à simuler les chutes sur le coude, 22 autres ont été faites dans le même but, en variant de toutes manières les conditions d'expérimentation ; elles ont toujours donné des résultats identiques à ceux que nous avons obtenus dans les précédentes ; il serait donc fastidieux de les exposer ici tout au long. Nous nous bornerons à dire en deux mots quelle a été, dans ces 46 expériences, la fréquence relative des différentes variétés de fractures consécutives aux chutes simulées sur le coude :

Fractures transversales diaphyso-épiphysaires, 20.

Fractures sus-condyliennes sans lésion de l'épiphyse, 18 (articulaires.)

Fractures en ⋈ ou en Ⴀ, 9.

Ecrasement de l'extrémité humérale chez les rachitiques, 4.

Fractures épiphysaires de l'olécrâne, 45.

B. *Chutes sur la paume de la main.*

Exp. XLVII. — *Fracture transversale diaphyso-épiphysaire.* — Enfant de 3 ans. Le bras est fixé sur une table de dissection, de façon que l'olécrâne en dépasse le bord et porte ainsi à faux. L'avant-bras est maintenu fléchi à angle droit : un lacs entourant l'avant-bras, à 2 centim. au-dessous de l'articulation, sert à opérer une traction énergique suivant une direction parallèle à l'humérus, et tendant à écarter les surfaces articulaires : le maillet de bois tombe sur la paume de la main d'une hauteur de 10 centimètres. — Craquement.

En apparence, rien de changé dans l'état du coude ; seule, l'extension complète détermine un peu de crépitation.

Autopsie. — Les ligaments sont intacts, mais il y a une fracture transversale de l'humérus siégeant irrégulièrement à la ligne diaphyso-épiphysaire : la synoviale et le périoste sont déchirés en arrière ; en avant, le périoste est seulement décollé sur une petite étendue. Il n'y a pas de déplacement bien appréciable.

Exp. XLVIII. — *Fracture transversale diaphyso-épiphysaire.* — Enfant de 5 ans. Mêmes dispositions que dans l'expérience précédente ; seulement, au lieu de laisser tomber simplement le maillet de bois, on frappe énergiquement sur la paume de la main.

Craquement ; déformation considérable. L'avant-bras est en demi-flexion ; l'olécrâne fait fortement saillie en arrière, ses rapports avec l'épitrochlée et l'épicondyle sont à peu près normaux, mais ces dernières saillies ne paraissent point situées dans l'axe de l'humérus, elles sont plus en arrière. En avant, on sent au pli du coude une saillie anormale ; elle paraît due à une extrémité osseuse assez large. Nous procédons à l'autopsie sans essayer de réduction.

Autopsie. — Fracture transversale de l'extrémité inférieure de l'humérus, siégeant irrégulièrement à la jonction de la diaphyse et de l'épiphyse. Le fragment inférieur, [placé perpendiculairement à la direction de l'humérus, repousse l'olécrâne en arrière par sa face articulaire, tandis qu'en avant sa surface de fracture, jointe à celle de la diaphyse humérale, soulève fortement le périoste décollé. La réduction de la fracture se fait très-bien, mais le déplacement est facile à produire. La coaptation la plus exacte s'obtient par l'extension complète.

Exp. XLIX. — *Fracture transversale diaphyso-épiphysaire.* — Enfant de 8 ans. Mêmes dispositions que dans l'expérience précédente. — Craquement.

La déformation est la même que dans l'expérience précédente. Si l'on porte le bras dans l'extension, et que l'on tire sur l'avant-bras, toute déformation disparaît, mais la réduction s'opère avec une crépitation manifeste. La déformation se reproduit avec la plus grande facilité, pour peu que l'on cherche à repousser l'avant-bras en arrière.

Autopsie. — Fracture transversale siégeant à la ligne diaphyso-épiphysaire : le fragment inférieur a exactement la même position que dans l'expérience précédente.

Cinq autres expériences ont été faites dans les mêmes conditions, et ont donné des résultats à peu près identiques. Dans aucun cas nous n'avons pu obtenir de luxation de l'avant-bras en arrière.

De cette première série d'expériences simulant les chutes sur le coude ou sur la paume de la main nous concluons :

1° Qu'un grand nombre de fractures du coude consécutives à des chutes sur le coude ou sur la main peuvent passer inaperçues par suite de l'absence de tout indice révélateur. Ainsi que nous l'avons vu, l'exploration la plus attentive a été muette dans un grand nombre de cas et pourtant les lésions existaient et se trouvaient bien plus faciles à apprécier que sur le vivant où l'on a du gonflement, de la douleur et de la contraction musculaires. Une preuve irrécusable, c'est que les fractures de l'olécrâne, regardées comme excessivement rares chez les enfants, sont pourtant de toutes les plus fréquentes dans les traumatismes du coude.

2° Que le périoste de l'extrémité inférieure de l'humérus, presque toujours rompu à la partie postérieure, ne l'est jamais à la face antérieure ou ne l'est que sur les côtés ; qu'il est habituellement plus ou moins décollé et qu'il constitue, avec le ligament antérieur, une membrane continue qui peut dans l'extension servir d'atelle antérieure aux fragments.

3° Que le fragment inférieur fait presque toujours saillie en avant, quelle qu'ait été la position du membre pendant le traumatisme. Il est entraîné par des forces de plusieurs ordres : le traumatisme lui-même, les mouvements de l'articulation et sur le vivant la contraction des muscles. Cette tendance constante du fragment inférieur, à faire en avant la saillie que nous avons signalée dans nos expériences de fractures transversales, est mise hors de doute par l'examen des anciennes fractures du coude traitées par la flexion et suivies d'une diminution plus ou moins considérable dans l'étendue des mouvements. Nous avons pu observer, à la Charité, un certain nombre d'anciennes fractures du coude traitées par la flexion : dans tous ces cas où les fonctions de l'articulation étaient restées plus ou moins entravées, on sentait parfaitement que les mouvements étaient limités par la saillie du fragment inférieur vicieusement consolidé. Nous trouvons le même fait signalé par les auteurs qui ont noté, dans leurs observations, l'état de l'articulation plus ou moins longtemps après la levée de l'appareil. Ainsi MM. Coulon et Marjolin font des remarques analogues dans leurs observations V, VI et VII de fracture intra-articulaire et l'épitrochlée ; observations qui, ainsi que nous l'allons voir, ont tous les caractères des fractures transversales consécutives aux chutes sur le coude, le bras étant écarté du corps. Dans l'observation VI, la malade, qui était sortie de l'hôpital avec la flexion limitée à 90° et l'extension à 140°, se montre deux mois et demi après à M. Coulon qui constate que « la roideur du coude est toujours la même, quoique les parents aient imprimé des mouvements forcés à cette articulation. On sent parfaitement bien le fragment épitrochléen saillant en avant en dedans. » Dans l'observation VII : « Fracture datant du 27 octobre. Douches de vapeur pour assouplir l'articulation. 10 décembre, exeat, les mouvements de flexion et d'extension sont limités : l'avant-bras forme avec le bras un angle de 110° dans la flexion et de 140° dans l'extension. Le fragment épitrochléen volumineux est un peu porté en bas et en avant, l'épicondyle est saillant en dehors, et l'avant-bras forme avec le bras un angle ouvert en dehors. » Remarquons, en passant, que c'est là l'énumération exacte des caractères des fractures transversales, s'accompagnant de déplacement en avant de l'épitrochlée (chute sur le coude le bras écarté du corps ; exp. IV, etc.).

Pour en revenir à la saillie en avant du fragment inférieur, ajoutons qu'il est presque toujours impossible après l'accident de constater si la saillie en question appartient au fragment supérieur ou à l'intérieur : le sang, infiltré dans le foyer de la fracture et sous le périoste décollé, rend l'exploration directe si difficile qu'elle ne peut donner des renseignements précis. On peut cependant dans certains cas constater le fait, lorsque le malade est soumis à l'anesthésie.

Nous concluons donc qu'habituellement la saillie antérieure est produite par le fragment inférieur. Toutefois, nous faisons exception pour les cas de fractures transversales s'accompagnant d'un déplacement considérable, et simulant les luxations de l'avant-bras en arrière. On sait, en effet, que dans ce cas particulier, le fragment inférieur restant attaché à l'olécrâne est attiré en arrière par le triceps, pendant que le fragment supérieur soulève les tissus au pli du coude ; mais pour que cela se produise, il faut que le déplacement soit énorme, autrement il arrive ce que nous avons signalé dans les expériences.

4° Que dans l'extension, combinée ou non, suivant les cas, avec une légère traction, la réduction des fragments est parfaite, tandis que dans la flexion le fragment inférieur tend à basculer en avant et cela d'autant plus facilement que la flexion est plus prononcée et les désordres plus grands. Ainsi que nous l'avons vu, les mouvements de flexion se produisent dans le foyer de la fracture plutôt que dans l'articulation, le crochet du cubitus entraînant en avant le fragment inférieur.

5° Que dans les chutes sur le coude les fractures épiphysaires de l'olécrâne sont très-fréquentes ; mais qu'habituellement il n'y a point d'écartement des fragments.

6° Lorsque les chutes sur le coude intéressent l'humérus dans sa continuité, on peut observer deux genres principaux de lésions suivant l'intensité du traumatisme qui les produit. Si le traumatisme est modéré, on trouve une *seule fracture transversale* avec ou sans segmentation du fragment inférieur. Si le choc a été plus violent, on observe ce que nous avons appelé *fractures en* ⋈ *ou en* ⊢, lésions qui représentent chez l'enfant les fractures en T de l'adulte. Cette différence tient évidemment à la structure spéciale de l'épiphyse qui est en grande partie cartilagineuse. Cette variété de fracture n'a pas été seulement constatée sur les expériences cadavériques. M. le Dr Rabot, de Vienne, nous a communiqué des pièces provenant d'une résection du coude faite par M. Laroyenne sur un enfant de 8 ans qui avait une fracture compliquée d'issue des fragments à travers la peau. On constate facilement sur ces pièces que toute l'extrémité inférieure de l'humérus a été enlevée et qu'elle présentait : 1° une fracture transversale à la ligne diaphyso-épiphysaire ; 2° une fracture transversale de la diaphyse à 2 cent. au-dessus de la précédente, ce nouveau trait de fracture présente une courbe à convexité inférieure : du milieu de cette courbe part une nouvelle ligne de fracture, qui est verticale et qui joint ensemble les deux fractures transversales ; on a ainsi la forme de la lettre ⊢ comme dans les expériences de la 1re série.

7° Dans les chutes sur le coude *le bras écarté du corps*, s'il se produit une fracture de l'humérus elle est ordinairement transversale et l'épitrochlée a toujours de la tendance à se déplacer en avant et en haut, suivant le mouvement de rotation indiqué par Guersant : cette apophyse peut, suivant les cas, être ou non séparée du reste du fragment inférieur.

Dans les chutes sur le coude, *le bras rapproché du corps*, s'il se produit une fracture de l'humérus, elle est habituellement transversale, et l'épicondyle a toujours de la tendance à se déplacer en avant et en haut, suivant le mode que nous venons d'indiquer pour l'épitrochlée. L'épicondyle peut également être ou non séparé de l'épiphyse.

Nous n'avons pu obtenir, dans nos expériences, aucune fracture extra-articulaire de l'épitrochlée ou de l'épicondyle. Nous ne voulons point nier leur existence ou leur possibilité ; mais après avoir examiné soigneusement les observations de fractures extra-articulaires signalées chez les enfants, nous demeurons convaincu qu'on a exagéré leur fréquence. Examinons, par exemple, les trois cas de fracture extra-articulaire de l'épitrochlée exposés dans le livre de M. Coulon (Fract. chez les enfants ; Paris, 1861). D'abord l'observation II. « Jules P..., chute dans un escalier ; le coude droit est énormément tuméfié ; cependant on peut percevoir de la crépitation et imprimer des mouvements au fragment épitrochléen..... Le malade sort, l'avant-bras forme avec le bras un angle de 140° dans l'extension et de 110° dans la flexion. » Voilà une fracture qui, pour n'être pas articulaire, a produit de singuliers désordres dans l'articulation ; et malgré toute la bonne volonté possible, il est difficile de se figurer qu'une fracture extra–articulaire limite à 30° l'étendue des mouvements d'extension et de flexion. On ne peut pas accuser de cette roideur l'immobilisation prolongée de l'articulation, puisque aucun appareil contentif n'avait été appliqué. On ne peut pas accuser non plus l'inflammation de voisinage, puisque les fractures articulaires chez les enfants peuvent se guérir très-bien, sans laisser trace d'ankylose (obs. I, II, III, etc.,

etc.). Du reste, dans son obs. VII, intitulée fracture *articulaire* de l'épitrochlée, M. Coulon nous apprend que le malade qui fait le sujet de cette observation se trouve à sa sortie dans les mêmes conditions que le précédent : extension 140°, flexion 110°. Enfin si nous rapprochons cette observation II des expériences IV, etc., où nous avons trouvé une fracture transversale avec séparation complète de l'épitrochlée, nous voyons qu'il y a entre ces deux lésions assez d'analogie, et l'on conçoit très-bien que sur le vivant la présence du gonflement empêche totalement de reconnaître une lésion qui, sur le cadavre, est déjà trop difficile à apprécier.

Dans les deux autres observations, M. Coulon constate qu'à la sortie du malade, « il y a de la roideur articulaire qui limite les mouvements de flexion et d'extension : on imprime au coude des mouvements forcés. » Il est à supposer qu'il y a eu également dans ces deux cas fracture articulaire ; l'inflammation de voisinage n'est pas suffisante pour expliquer cette roideur articulaire chez un enfant.

Pour les fractures extra-articulaires de l'épicondyle, nous trouvons signalée par M. Coulon une seule observation de ce genre de fracture ; elle se termine ainsi : « La petitesse du fragment et l'absence de roideur articulaire, après consolidation, nous ont fait diagnostiquer une fracture extra-articulaire. » La *petitesse* du fragment n'est pas un argument péremptoire, le coude ayant présenté du gonflement, il a dû être difficile de constater s'il n'y avait pas d'autres fragments. Quant à l'absence de roideur articulaire, nous avons vu et nous verrons qu'on peut fort bien l'observer à la suite des fractures articulaires.

Nous nous rangerons donc à l'opinion de Malgaigne, qui repoussait complètement les fractures extra-articulaires de l'épicondyle. Quant aux fractures extra-articulaires de l'épitrochlée, sans nier leur existence *chez les enfants*, nous croyons qu'elle n'a pas été chez eux suffisamment constatée.

7° Lorsque chez les enfants les chutes sur la paume de la main déterminent un traumatisme dans le coude, c'est toujours d'après nos expériences une fracture transversale qui se produit, et l'avant-bras est plus ou moins déplacé en arrière. Dans nos expériences tendant à simuler les chutes sur la paume de la main, nous n'avons jamais pu obtenir de luxation du coude en arrière.

8₀ Les fractures du coude consécutives aux chutes sur le coude ou sur la paume de la main ne sont pas des disjonctions épiphysaires simples, puisqu'on trouve toujours adhérents à l'épiphyse de petits fragments appartenant à la diaphyse. Cependant on peut dire que le plus souvent la plus grande partie du foyer de fracture se trouve dans le plan diaphyso-épiphysaire.

Deuxième série. *Tractions sur l'avant-bras avec ou sans torsion. — Flexion latérale.*

Les fractures résultant de ces diverses causes ne sont pas fréquentes. Cependant on les observe dans les ateliers et les usines, lorsque les enfants se laissent prendre les mains dans les engrenages ou les laminoirs (observations de Champion). On peut encore les observer à la suite de tractions intempestives dans les manœuvres obstétricales, ou lorsqu'on soulève violemment les enfants par un seul bras pour leur faire franchir un obstacle ou pour les empêcher de tomber.

Plusieurs expérimentateurs ont essayé de produire des arrachements ou disjonctions épiphysaires, par des tractions suivant l'axe du membre, en dernier lieu Foucher et M. Pajot (Des lésions traumatiques que le fœtus peut éprouver pendant l'accouchement, thèse de concours). Ces deux expérimentateurs sont arrivés à des résultats assez opposés. D'après M. le professeur Pajot, la force de traction nécessaire pour opérer l'arrachement des épiphyses humérales sur le fœtus, varierait entre 35 et 60 kilog., tandis que, d'après Foucher, cette force doit dépasser 100 kilog. Nous avons répété ces mêmes expériences, d'abord dans le but de constater la fracture ou disjonction épiphysaire, mais surtout pour étudier comparativement la résistance des ligaments et des cartilages de conjugaison. Nous nous poserons donc ce problème : Étant donnée une force de tant de kilog., agissant directement ou indirectement sur le bras d'un enfant, qui offrira le plus de résistance de l'os ou des ligaments ?

A. *Tractions suivant l'axe du membre.*

Exp. XLVII. *Arrachement épiphysaire.* — Enfant de 2 ans : tractions avec le dynamomètre Mathieu. L'humérus est fixé solidement ; une petite corde traversant l'espace interosseux est appliquée au-dessus du poignet et vient s'attacher au dynamomètre sur lequel on exerce la traction. — La traction est opérée lentement suivant l'axe du membre : à 65 kilog. on entend un craquement assez fort ; l'articulation examinée à travers les téguments n'offre point de déformation ni de mouvements anormaux, mais on sent de la crépitation. Les tractions sont reprises, le dynamomètre marque 120 kilog., on n'entend plus de craquements. L'articulation examinée comme précédemment paraît se trouver exactement dans les mêmes conditions.

Autopsie. — Arrachement de toute l'épiphyse humérale exactement à la ligne de jonction diaphyso-épiphysaire. Les ligaments latéraux n'offrent pas la moindre déchirure ; le ligament antérieur est intact, seulement il a entraîné avec lui un lambeau de périoste ; c'est à travers cette solution de continuité qu'on aperçoit la disjonction ou fracture épiphysaire. L'épiphyse a été arrachée par une force de 65 et la traction de 120 kilog. a été supportée par les tendons et les muscles périarticulaires.

Exp. XLVIII. *Arrachement épiphysaire.* — Enfant de 2 ans et 2 mois. Mêmes dispositions que pour l'expérience précédente ; seulement pour éviter qu'une partie de la force de traction ne soit perdue par suite du glissement et de l'élasticité de la peau, nous pratiquons au-dessus de la petite corde fixée à l'avant-bras, une incision circulaire intéressant seulement la peau. A 65 k., craquement ; la traction est poussée à 120 k. sans autres résultats.

Autopsie. — Arrachement épiphysaire ; mêmes conditions que dans l'expérience précédente.

Exp. XLIX. *Arrachement épiphysaire.* — Enfant de 4 ans. Mêmes dispositions préliminaires que précédemment. A 110 k. craquement très-fort. L'articulation examinée ne montre ni mobilité anormale, ni déformation ; mais on sent de la crépitation. La traction est reprise et poussée jusqu'à 170 k. On n'entend plus rien ; toujours point de déformation.

Autopsie. — Disjonction complète de l'épiphyse ; intégrité de tous les ligaments.

Exp. L. *Arrachement de l'épiphyse cubitale.* — Enfant de 4 ans. Afin de priver les ligaments de leurs auxiliaires, les muscles et tendons périarticulaires, nous disséquons avec soin l'articulation en ménageant autant que possible les ligaments. Le dynamomètre est appliqué et la traction opérée directemect sur les os de l'avant-bras. A 100 k. arrachement brusque de toute l'épiphyse cubitale (olécrâne et apophyse coronoïde), arrachement du condyle externe de l'humérus, pas de rupture des ligaments.

Exp. LI. *Fracture du cubitus.* — Enfant de 4 ans 2 mois, rachitique. — Mêmes dispositions préliminaires que dans les expériences 48 et 49. La traction est d'abord poussée à 120 k. sans résultats à 170 k., craquement. L'articulation ne présente rien d'anormal, seulement on constate une mobilité manifeste vers le milieu de la diaphyse cubitale.

Autopsie. — L'articulation est absolument intacte : fracture du cubitus vers son milieu.

Quatre autres expériences ont donné des résultats semblables à ceux qui ont été signalés dans les expériences 47, 48, 49 et 50.

B. Ces données sur la résistance spéciale des ligaments, jointes à l'observation XI, nous ont fait supposer que ce que l'on appelle subluxation de la tête du radius chez les enfants, pouvaient être dans quelques circonstances des arrachements épiphysaires. On se rappelle en effet que ces traumatismes succèdent à des tractions ou à des torsions exercées sur la main ou l'avant-bras, comme dans l'action de soulever un enfant par la main pour lui faire franchir un obstacle ou pour l'empêcher de tomber, et que dans ces cas on a noté un craquement dans la jointure, suivi d'une vive douleur. Les lésions qui peuvent résulter de ces différentes causes ne sont pas encore bien définies ; elles ont été interprétées fort diversement par les auteurs qui se sont occupés de cette question : Rendu, Goyrand, Streubel, Bourguet, Alix. Ce qui se rencontre le plus souvent, c'est probablement le déplacement incomplet démontré par Streubel, dans de nombreuses expériences.

Pour voir si la fracture dont il est question dans l'observation, n'aurait pas pu être prise pour une subluxation de la tête du radius, nous avons institué dans ce sens une petite série d'expériences.

Exp. LVI. *Arrachement épiphysaire du condyle externe.* — Enfant de 20 mois. Le bras étant fixé, je tire fortement sur l'avant-bras en exer-

çant un mouvement de torsion dans le sens de la pronation forcée.
A 40 kil. environ, craquement. L'articulation ne présente pas de déformation bien appréciable ; les mouvements de supination sont difficiles
et s'accompagnent d'un peu de crépitation. Si l'on met le bras dans
l'extension complète, on y arrive sans trop de difficulté. mais on remarque que l'angle obtus naturel que forment le bras et l'avant-bras a
disparu. L'exploration fait reconnaître une petite saillie osseuse à la
partie antérieure et externe de l'articulation, mais il est difficile de
préciser ses rapports avec la tête du radius.

Autopsie. — Arrachement du condyle externe, la tête du radius est un
peu repoussée en avant et déborde légèrement la surface articulaire du
condyle : l'écartement des surfaces de fracture est peu considérable, 2^{mm}.
Lorsqu'on met l'avant-bras en flexion et en supination forcée la réduction du fragment est très-exacte et la tête du radius rentre parfaitement à sa place.

Exp. LVII. *Arrachement épiphysaire du condyle externe.* — Enfant de
15 mois : mêmes conditions que précédemment. A 50 k., craquement.
On sent, comme dans l'expérience précédente, une saillie à la partie
externe et antérieure du coude, mais elle est plus accusée. Les mouvements de supination produisent une crépitation évidente. — L'extension
est difficile, en forçant un peu on l'obtient, mais on note la disparition
de l'angle obtus ouvert en dehors.

Autopsie. — Arrachement du condyle externe. La tête du radius est
assez fortement portée en avant, mais n'a pas abandonné complètement
la face articulaire du condyle. L'écartement des fragments est de 3^{mm}.
La flexion unie à la supination forcée produit une réduction complète ;
mais lorsqu'on met l'avant-bras en pronation le déplacement se reproduit en partie.

Exp. LVIII. — Enfant de 16 mois. Mêmes conditions d'expérimentation, seulement les tractions sont beaucoup moins énergiques. — Craquement : pas de déformation.

Autopsie. — Pas de lésions appréciables. Le craquement a été produit
par l'écartement brusque des surfaces articulaires.

Six autres expériences, faites dans les mêmes conditions, ont donné les mêmes résultats que cette dernière. Le craquement est dû, dans tous ces cas, à
l'écartement brusque des surfaces articulaires. La tête
du radius peut être portée en avant ou en arrière, comme
dans les expériences de Streubel ; mais il n'y a aucune
lésion soit des os soit des ligaments.

C. *Flexion latérale.* — La flexion latérale peut s'observer dans certaines chutes, lorsque tout le poids du corps presse brusquement sur le membre placé dans une position forcée, ou lorsque le bras [étant fixé, une force quelconque imprime brusquement à l'avant-bras des mouvements anormaux. La flexion latérale a été instituée comme méthode générale pour le traitement du genou en dedans et du genou en dehors. M. Delore, chirurgien titulaire de la Charité, qui, le premier, a employé cette méthode, a démontré qu'elle déterminait la disjonction épiphysaire (Du mécanisme du genou en dedans, Congrès de Lyon, Association pour l'avancement des sciences. Lyon, 1873). C'est aussi l'arrachement ou la disjonction épiphysaire que nous avons obtenue invariablement dans nos expériences de flexion latérale.

Exp. LXV. *Arrachement épiphysaire du condyle externe.* — Enfant de 10 ans. Flexion latérale, le bras placé dans l'extension et le coude reposant sur l'épitrochlée. Craquement assez fort ; déformation : le bras et l'avant-bras forment un angle obtus ouvert en dedans : saillie osseuse très-prononcée à la région épicondylienne : les mouvements de flexion et d'extension se font bien ; les mouvements de supination sont très-limités et s'accompagnent de crépitation. La saillie osseuse que l'on sent à la partie externe du coude ressemble tellement à l'épicondyle qu'on serait tenté de croire à une subluxation du coude en dedans, car l'olécrâne paraît déjetée en dedans, et sa distance de l'épicondyle est un peu augmentée.

Autopsie. — Arrachement épiphysaire du condyle et de l'épicondyle : la ligne de fracture est oblique de haut en bas et de dehors en dedans. Dans l'extension, il y a un écartement de près de 1 centimètre entre les deux fragments : dans la flexion, il n'y a plus d'écartement, la coaptation est parfaite surtout si l'avant-bras est placé en supination. La saillie osseuse que l'on sentait à la région épicondylienne n'était autre que la partie de la diaphyse correspondant à l'épicondyle ; le ligament latéral externe est intact.

Exp. LXVI. *Arrachement épiphysaire de l'épitrochlée.* — Enfant de 10 ans. Flexion latérale, le bras placé en extension, le coude reposant sur l'épicondyle. — Craquement très-fort. Déformation considérable; le bras est en extension, incomplète, l'angle obtus ouvert en dehors est à 120°. A la face interne de l'articulation on sent une forte saillie osseuse ayant les caractères de l'épitrochlée : le cubitus et le radius semblent considérablement déjetés en dehors : la distance de l'olécrâne à l'épitrochlée ou plutôt à la saillie osseuse que l'on trouve à la région épitrochléenne est augmentée de 2 centimètres; l'olécrâne est plus saillante en arrière; on ne peut déterminer exactement ses rapports avec l'épicondyle.

Autopsie. — Arrachement épiphysaire de l'épitrochlée et de la trochlée; la ligne de fracture est oblique de haut en bas et de dedans en dehors. La saillie osseuse que l'on rencontrait à la région interne est l'extrémité de la diaphyse correspóndant à l'épitrochlée; le ligament latéral interne est intact.

Exp. LXVII. — *Arrachement épiphysaire de l'épitrochlée.* — Enfant de 4 ans. Flexion latérale énergique, le coude reposant sur l'épicondyle. — Craquement très-fort. Déformation considérable : extension complète impossible, l'angle obtus ouvert en dehors est de 130°. A la région épitrochléenne l'extrémité osseuse, qui fait fortement saillie sous la peau, est séparée de l'olécrâne par une distance de 4 cent. 1[2 à 5 cent. L'olécrâne est très-saillante en arrière, et au-dessus existe une dépression manifeste : les rapports de l'olécrâne avec l'épicondyle ne peuvent pas être exactement déterminés.

Autopsie. — Arrachement épiphysaire de l'épitrochlée et de la trochlée, comme dans l'expérience précédente : le ligament latéral interne est intact.

Exp. LXVIII. — *Arrachement épiphysaire du condyle externe.* — Enfant de 5 ans. Le coude reposant sur l'épitrochlée, on exécute une flexion latérale énergique. — Craquement : saillie osseuse à la région épicondylienne et angle obtus ouvert en dedans : l'olécrâne est saillante en arrière et plus distante de l'épicondyle qu'à l'état normal : l'avant-bras paraît luxé en dedans.

Autopsie. —Arrachement épiphysaire du condyle et de l'épicondyle; les ligaments sont intacts : l'extension détermine un écartement des fragments, la flexion les rapproche.

Exp. LXIX. — *Arrachement épiphysaire de l'épitrochlée.* — Enfant de 6 ans. Flexion latérale; le coude reposant sur l'épicondyle. — Craquement. Même déformation que dans les expériences 66 et 67. Si l'on porte le bras dans l'extension et que l'on exerce une traction modérée, la déformation disparaît et tout semble revenu à l'état normal : avec la flexion la saillie interne persiste; de plus, la flexion complète est difficile à obtenir.

Autopsie. — Arrachement épiphysaire de la trochlée et de l'épitrochlée ; le ligament latéral interne est intact.

Exp. LXX. — *Arrachement épiphysaire du condyle externe*. — Enfant de
5 ans. Flexion latérale, le coude reposant sur l'épitrochlée. Craquement.
Mêmes déformations que dans les expériences LXV et LXVIII. L'extension, combinée avec la traction, ne réduit pas la saillie osseuse : la
flexion combinée avec la supination la fait complètement disparaître.
Autopsie. — Arrachement épiphysaire du condyle et de l'épicondyle :
le ligament latéral externe est intact.

Huit autres expériences ont été faites de la même
façon, en exerçant la flexion latérale, tantôt sur l'épitrochlée, tantôt sur l'épicondyle, l'avant-bras étant en
pronation ou en supination : toutes ont donné des résultats analogues.

De cette deuxième série d'expériences, nous concluons:

1° Que l'arrachement ou disjonction épiphysaire simple existe, et qu'il est produit par des tractions directes
ou obliques, combinées ou non, avec ces mouvements
de torsion.

Ce traumatisme, d'abord appelé décollement épiphysaire, a soulevé de longues discussions, qui la plupart
du temps roulaient sur des interprétations différentes
du mot décollement. Il est évident qu'il ne peut y avoir
décollement dans le sens propre du mot, qu'entre des
parties primitivement collées ou accolées. Or ce n'est
point là le cas de l'épiphyse. « A l'état normal, dit M. le
professeur Richet, l'union est si intime entre le cartilage
de conjugaison et le tissu osseux en voie de formation,
qu'on peut les regarder comme un seul organe, les vais-
seaux sanguins se portent sans interruption de la diaphyse dans l'épiphyse. Howship qui avait étudié avec le
plus grand soin ce point d'anatomie, dit avec raison

que le cartilage épiphysaire était continu et non pas con-
tigu à l'os. C'est donc une erreur de dire que le cartilage de conjugaison et l'os se touchent par deux surfaces,
l'une osseuse, l'autre cartilagineuse, onduleuses et an-
fractueuses, se recevant réciproquement ; ce n'est qu'a-
près macération qu'on trouve cette disposition, car à
l'état sain et frais, le cartilage et l'os ne font qu'un, il y
a fusion intime, continuité en un mot. » Seulement ce que
n'ajoute pas M. Richet, c'est que les différents tissus
qui composent l'extrémité osseuse : os, cartilage pro-
prement dit et cartilage en voie d'ossification, sont loin
d'avoir la même ténacité, la même résistance aux violen-
ces extérieures, et que lorsqu'une traction, par exemple,
est exercée sur toute la masse par l'intermédiaire des
ligaments, l'arrachement ou fracture se fait toujours au
point le moins résistant, le cartilage en voie d'ossification. C'est le résultat constant des expériences précédentes. Il n'y a donc pas décollement, il y a arrachement, fracture épiphysaire, et ces lésions ne diffèrent
des autres fractures que par le tissu spécial sur lequel
elles siégent.

Jusqu'à l'âge de 10 ans, quel qu'ait été le mode de
traction employé, nous avons toujours obtenu l'arrachement épiphysaire simple. Dans une seule expérience
faite sur un enfant de 12 ans, une petite lamelle osseuse
diaphysaire avait suivi l'épiphyse. Malgaigne s'appuyant
sur les expériences de Guéretin, enseigne que, passé
deux ans, le décollement épiphysaire est rarement par-
fait. Dans ses expériences, Guéretin obtint ce qu'il appelle le décollement, une fois sur quatre, à l'âge de
9 mois ; une fois sur neuf de 2 à 7 ans : mais, comme il

n'établit pas de distinction entre les différents mécanismes employés, les résultats qu'il a obtenus ne peuvent en aucune façon être comparés aux nôtres. Nous avons vu en effet, dans notre première série d'expériences, que sur quarante-six observations de chutes simulées sur le coude ou sur la paume de la main, nous n'avions obtenu aucun arrachement épiphysaire simple, quel qu'ait été du reste l'âge des sujets. Dans cette IIe série, au contraire, les tractions de toute nature ont eu pour résultat constant l'arrachement épiphysaire simple jusqu'à 10 ans, compliqué d'esquilles au delà. Les arrachements épiphysaires signalés dans les deux observations de Champion, s'étaient produits sur des enfants de 13 ans.

2° Que chez les enfants, la résistance des ligaments étant toujours supérieure à celle des épiphyses, les luxations du coude chez eux sont beaucoup plus rares que les fractures et que la plupart du temps elles sont précédées d'arrachements épiphysaires plus ou moins étendus. Dans nos expériences, nous n'avons jamais pu obtenir de luxation sans arrachements épiphysaires considérables.

3° Que dans certains cas, le traumatisme connu sous le nom de subluxations de la tête du radius chez les enfants, peut être un arrachement épiphysaire du condyle et de l'épicondyle.

4° Que dans les arrachements épiphysaires du condyle externe et de l'épicondyle, les fragments sont en coaptation exacte dans la flexion; et que dans les arrachements épiphysaires de la trochlée et de l'épitrochlée, l'extension amène la réduction parfaite des fragments.

Troisième série. — *Pressions brusques sur le coude, telles que le passage d'une roue de voiture sur l'article, ou la chute d'un corps lourd sur le coude, le membre reposant sur un plan résistant.*

Exp. LXXIX. — *Fracture transversale diaphyso-épiphysaire* — Enfant de 7 ans 1/2. Le membre, placé dans la flexion, repose par l'épitrochlée sur un plan résistant, je laisse tomber sur le coude le maillet de bois d'une hauteur de 1 mètre.

Pas de déformation apparente : la pronation et la supination s'exécutent très-bien et sans produire de crépitation : la flexion et l'extension complètes s'exécutent bien aussi, mais ils déterminent un peu de crépitation. Si l'on presse transversalement l'extrémité inférieure de l'humérus, on ne sent rien d'extraordinaire, pas de mobilité anormale, pas de crépitation. En somme, pas de signes positifs qu'un peu de crépitation.

Autopsie. — L'articulation est préparée comme à l'ordinaire : au repos, elle ne présente rien d'anormal, les ligaments sont intacts. Si l'on imprime des mouvements au membre et qu'on explore en même temps l'articulation, on perçoit une mobilité anormale intéressant toute l'épiphyse. L'articulation est alors largement ouverte : on constate alors que l'épiphyse est complètement séparée de la diaphyse ; la solution de continuité est transversale et siége à la ligne diaphyso-épiphysaire ; seulement de petites lamelles osseuses appartenant à la diaphyse sont restées au fragment inférieur ; ce dernier ne présente aucune trace de segmentation.

Exp. LXXX. — *Fracture en* ⊟ . — Enfant de 5 ans. Mêmes dispositions que précédemment : hauteur du maillet, 1 mètre. Pas de déformation appréciable : les mouvements s'exécutent bien ; la flexion et l'extension forcées produisent une crépitation évidente. La pression sur l'épicondyle et l'épitrochlée ne détermine ni crépitation ni mobilité anormale.

Autopsie. — Pas de déchirure des ligaments ni du périoste, ce dernier est décollé assez largement à la partie antérieure ; l'articulation ouverte et le périoste incisé, on constate : 1° une fracture transversale à la ligne diaphyso-épiphysaire ; 2° une fracture transversale de la diaphyse réunie à la précédente par une troisième ligne de fracture verticale : cet ensemble de lésions forme exactement ce que nous avons déjà appelé la fracture en ⊟ (1re série, exp. IX, X, etc.). En arrière, les lignes de fractures sont indiquées complètement par des fissures, à l'exception de la fracture transversale épiphysaire, qui est complète. Les fragments n'ont pas subi de déplacements.

Berthomier.   4

Exp. LXXXI. — *Fracture tranversale diaphyso-épiphysaire.* — Enfant de
5 ans. Mêmes dispositions préliminaires que ci-dessus : hauteur du
maillet, 80 centimètres. Pas de déformation : les mouvements s'exécutent
tous très-bien et sans produire de crépitation.

Autopsie. — Fracture transversale siégeant à la ligne diaphyso-épiphysaire, sauf au niveau de l'épitrochlée, où une petite lamelle osseuse
diaphysaire a suivi le fragment inférieur.

Plusieurs autres expériences ont été faites de la même
manière et ont donné tantôt des fractures transversales
simples diaphyso-épiphysaires, tantôt des fractures en
H ou en X.

De cette troisième série d'expériences, nous concluons :

1° Que les corps lourds pressant brusquement sur le
coude reposant sur un plan résistant produisent des
désordres plus considérables qu'on ne serait tenté de le
supposer par la simple inspection de la région.

2° Que ce genre de traumatisme peut produire des résultats comparables à ceux que déterminent les chutes
sur le coude ou sur la paume de la main : fractures
transversales épiphysaires ; fractures en X ou en H.

La façon dont se produit la fracture transversale épiphysaire dans ces dernières, peut s'expliquer par l'élasticité spéciale du cartilage, élasticité bien différente de
celle du tissu osseux.

SYMPTÔMES ET DIAGNOSTIC.

Nous étudierons dans les fractures du coude chez l'enfant, des symptômes communs et des symptômes spé-
ciaux aux diverses lésions qu'on peut y rencontrer. En
d'autres termes, nous passerons en revue, d'abord les
signes qui dénotent une fracture du coude : diagnostic

du genre ; en second lieu les signes qui permettent de juger de l'étendue et de la multiplicité des lésions : diagnostic de l'espèce. Les premiers sont incontestablement les plus nombreux et les plus certains ; les autres n'ont souvent qu'une valeur très-douteuse. D'où il suit qu'en général, il est assez facile de constater l'existence d'une fracture du coude, tandis que lorsqu'il s'agit de préciser et de déterminer exactement quelles sont les lésions produites, on se trouve en face d'un problème dont la solution est le plus souvent extrêmement difficile.

I. *Symptômes communs.* — Les fractures du coude, comme toutes les autres fractures, nous offrent à étudier des signes rationnels et des signes sensibles. Parmi les premiers nous compterons :

a). Le *craquement* entendu au moment de l'accident par le blessé ou les personnes environnantes. Ce signe est assez rarement perçu et de plus il peut tenir à une autre cause qu'à la rupture d'un os : dans les tractions ou torsions, l'écartement brusque des surfaces articulaires peut déterminer un craquement qu'il est à peu près impossible de distinguer de celui qui résulte de la fracture. (Voir les expériences de la 2e série.)

b). La *douleur*, symptôme d'assez peu de valeur : d'abord elle peut tenir à une simple contusion, puis elle est tellement variable, suivant les individus, qu'il est impossible de se former une idée précise d'après ce seul symptôme. On voit de petits malades pousser des crisé pouvantables pour une contusion légère, tandis que d'autres, comme le malade de l'observation III continueront à se servir de leur membre malgré une fracture évidente accompagnée de déplacements considérables. Cependant lorsque la pression détermine une forte douleur en un point très-limité de l'os qui n'a pas été frappé directe-ment, on doit penser qu'il existe une fracture.

c). L'*impossibilité* de se servir du membre est aussi un signe de présomption qui n'a pas grande importance. Cette impuissance peut tenir à la douleur consécutive à une simple contusion, à une luxation ou à une paralysie momentanée. Elle est très-variable suivant la patience et le courage de l'individu.

B. Les signes sensibles sont :

a). La *contusion*. Elle siége généralement au voisinage de l'article ; cependant nous avons vu (observation) qu'elle pouvait siéger à la paume de la main ou au poi-gnet. Elle indique à défaut d'autres renseignements les points où a porté le traumatisme. S'il y a eu chute, on peut déterminer d'une façon assez précise dans quelles conditions elle a eu lieu : La contusion est-elle à la par-tie interne, au voisinage de l'épitrochlée : la chute a eu lieu le bras écarté du corps. Est-elle, au contraire, à sa partie externe au voisinage de l'épicondyle : le malade est tombé le bras rapproché du corps. Existe-elle en dehors en dedans : il y a eu pression de l'article entre deux corps résistants, etc., etc. On peut également tirer de là certaines présomptions sur l'espèce et l'étendue des lé-sions produites: nous reviendrons sur ce point dans un instant. En somme, la contusion ne peut donner que les indications suivantes : il y a eu traumatisme ; le trauma-tisme s'est produit de telle ou telle façon.

b). L'*ecchymose*. Elle apparaît immédiatement ou bien deux ou plusieurs jours après. Dans le premier cas, elle est due simplement à la contusion et n'est pas d'une grande valeur pour le diagnostic. Dans le second cas, elle apparaît dans un endroit plus on moins éloigné du point contusionné et suit les plans aponévrotiques : elle indique nécessairement une déchirure profonde des tissus.

c). Le *gonflement* accompagne toutes les fractures du coude. Il est primitif ou secondaire. Primitif, il tient à l'épanchement sanguin et se montre très-rapidement après l'accident : secondaire, il est dû à l'inflammation des parties molles et de l'os. L'inflammation des parties molles, muscles, tissu cellulaire, disparaît assez vite, en général du sixième au huitième jour ; celle du périoste et de l'os augmente au contraire à cette époque et constitue le cal. Le gonflement secondaire est en général un signe assez sûr de fracture. Lorsque le gonflement primitif est considérable, le lendemain ou le surlendemain apparaissent autour du coude des phlyctènes remplies d'une sérosité roussâtre (obs. IV).

d). *Déformation*. — Elle peut être constatée par la vue ou par le toucher suivant son degré. — Les déformations appréciables à la vue s'accompagnent de désordres considérables. Voici les plus fréquentes : L'angle obtus naturel ouvert en dehors est plus accentué et s'accompagne d'une saillie anormale au niveau de l'épitrochlée ; le même angle peut avoir disparu complètement ou même, être remplacé par un angle obtus ouvert en de-

dans et alors on a en même temps une saillie exagérée
au niveau de l'épicondyle.

L'olécrâne peut être déplacée de différentes façons :
directement en arrière et en haut ; nous avons vu que
cette saillie exagérée et simulant la luxation en arrière
était due à la position spéciale du fragment inférieur
dont la face articulaire repoussait en arrière l'olécrâne
pendant que sa face supérieure ou surface de fracture re-
gardait directement en avant, dépassant plus ou moins
la saillie du fragment supérieur. L'olécrâne peut encore
être déplacée en dedans ou en dehors, et simuler les
luxations internes ou externes.

: L'humérus peut paraître raccourci plus ou moins suivant que l'olécrâne est repoussée plus ou moins en arrière et en haut. Le diamètre antéro-postérieur de l'article paraît augmenté plus ou moins, suivant le déplacement et le volume du fragment inférieur.

A la *palpation* on reconnaît les mêmes déformations,
mais beaucoup plus nettement. On se rend un compte
exact des déplacements de l'olécrâne : on peut déterminer assez bien si le cubitus a entraîné avec lui le radius ;
si le diamètre antéro-postérieur a subi des modifications ;
si le diamètre transversal de l'extrémité inférieure de
l'humérus est augmenté ou diminué ; s'il existe à la partie antérieure une saillie plus ou moins considérable, et
si cette saillie appartient au fragment inférieur ou si elle
paraît se continuer avec le fragment supérieur, sensation
que peut donner le périoste décollé et soulevé par l'épanchement sanguin et par le fragment inférieur. Enfin la
palpation nous apprend si les rapports des saillies épi-
condyliennes et épitrochléennes avec l'olécrâne ont été

sensiblement modifiés, et de quelle façon. On sait que ce dernier signe permet toujours de distinguer à coup sûr la déformation appartenant à la fracture de celle qui accompagne la luxation.

A ces moyens de constater la déformation dans les fractures du coude nous en joindrons un autre plus précis, plus mathématique ; la mensuration avec le compas d'épaisseur. On sait que pour ce mode d'exploration, il faut préalablement mettre les deux bras dans une position semblable, puis mesurer comparativement le membre sain et le membre malade.

e). Mobilité anormale. Elle consiste dans la possibilité d'imprimer soit à l'avant-bras, soit à des portions distinctes des os qui constituent le squelette du coude des mouvements que la contiguïté ou la continuité rendent impossibles à l'état normal. Ce symptôme est pathognomonique, mais il n'est pas toujours facile de le constater.

Les mouvements anormaux que l'on peut imprimer à l'avant-bras sont : les mouvements de latéralité en dedans ou en dehors tendant à exagérer ou à faire disparaître l'angle obtus naturel ouvert en dehors ; les mouvements d'extension forcée qui déterminent un angle obtus ouvert en arrière ; enfin les mouvements de déplacement en totalité dans lesquels on fait saillir l'olécrâne en haut et en arrière.

Les mouvements anormaux que l'on peut imprimer aux saillies osseuses du coude s'obtiennent en saisissant l'os ou la saillie osseuse entre le pouce et les autres doigts et en essayant de l'ébranler. On peut ainsi constater la mobilité anormale de l'épitrochlée, de l'épicondyle, de toute l'épiphyse, de l'olécrâne. Cette mobilité anormale une fois constatée ne suffit pas toutefois pour établir un diagnostic précis : car nous avons vu, qu'outre la fracture indiquée par cette sensation de mobilité anormale, il en existait habituellement une autre plus étendue et beaucoup plus difficile à constater.

Lorsqu'on recherche la mobilité anormale, il faut prendre garde de s'en laisser imposer par les mouvements qui se passent dans l'articulation, ou bien, dit M. Coulon, par la flexion des parties molles, qui se produit quoique l'os soit intact.

La mobilité anormale ne sert pas seulement au diagnostic, elle nous apprend encore lorsque la consolidation n'est pas terminée : cette mobilité est en effet le seul moyen que nous ayons de reconnaître que le cal n'est pas suffisamment solide.

f). Crépitation. — Elle résulte du frottement des surfaces opposées de fracture : elle peut être perçue par la main et par l'oreille, mais beaucoup mieux par le premier procédé. C'est également un signe pathognomonique : toutes les fois que l'on perçoit la crépitation véritable, on peut affirmer qu'il y a fracture. Nous avons dit crépitation véritable ou osseuse, c'est dire qu'il peut y avoir crépitation en dehors des fractures : l'écartement brusque ou le frottement des surfaces articulaires normales ou pathologiques, la pression sur les bosses sanguines, peuvent donner à la région du coude une sensation de craquement plus ou moins intense, mais qu'un praticien exercé distinguera toujours de ce frotte-

ment âpre et sec qui est le propre de la crépitation osseuse.

Ce signe manque assez souvent, soit qu'il y ait fracture incomplète, soit qu'il n'y ait pas de déplacement, et
que les fragments soient maintenus exactement en rapport par le périoste ou les parties environnantes. L'absence de crépitation par suite de pénétration des fragments ne s'observe généralement pas dans les fractures
du coude chez les enfants.

Pour produire la crépitation, il faut fixer l'un des fragments et imprimer à l'autre des mouvements de latéralité. Les mouvements forcés de flexion et d'extension la
déterminent souvent, mais moins toutefois que les mouvements forcés de pronation et de supination. Un bon
procédé pour percevoir la crépitation, lorsque les moyens
précédents ont échoué, consiste à saisir avec les deux
mains l'extrémité inférieure de l'humérus et à refouler
l'olécrâne avec les deux pouces, comme si l'on voulait
réduire une luxation du coude en arrière.

L'ensemble de ces symptômes, mais surtout les derniers permettent de reconnaître une fracture du coude et
de la distinguer des autres affections avec lesquelles on
pourrait la confondre. Ces affections sont : la contusion
simple, l'entorse et la luxation.

Au début, la *contusion simple* est assez souvent difficile
à distinguer de la fracture, lorsque celle-ci ne s'accompagne pas de mobilité anormale ou de crépitation ; car,
ainsi que nous l'avons déjà vu, les traumatismes qui donnent lieu à la contusion simple, peuvent parfaitement
aussi déterminer des fractures sans déplacement de l'o-
lécrâne ou même de l'épiphyse entière de l'humérus.

On devra donc être très-réservé pour établir son diagnostic, tant que la présence du gonflement primitif empêchera une exploration exacte de la région. Si le gonflement primitif n'est point suivi de gonflement ou d'ecchymose secondaires, on pourra présumer qu'on a eu affaire à une simple contusion. La roideur articulaire ou le retour rapide des mouvements dans le membre malade ne sont, pour le cas présent, que des signes de présomption.

L'*entorse* du coude, si elle existe, est au moins une espèce morbide assez rare pour qu'on n'ait guère à y songer. Elle pourra se reconnaître à l'absence de crépitation, de déplacements, d'ecchymose et de toute trace de contusion dans la région : elle aura succédé à des tractions ou torsions, à des mouvements forcés de flexion ou d'extension.

La *luxation* beaucoup plus rare chez les enfants que la fracture s'accompagne presque fatalement chez eux de fracture ou d'arrachements épiphysaires : nous avons constaté que d'une façon générale, les ligaments offraient une résistance plus grande que les épiphyses (exp. B de la 1re série, exp. de la 2e série). Lorsqu'elle n'est pas accompagnée de fracture, la luxation se distingue assez facilement par l'examen attentif des rapports de l'épitrochlée et de l'épicondyle avec l'olécrâne, qui sont plus ou moins changés suivant l'étendue et le sens de la luxation ; par l'absence de raccourcissement de l'humérus ; enfin par ce fait qu'une fois réduite, elle n'a pas de tendance à se reproduire spontanément, phénomène qui s'observe toujours dans les fractures.

La fracture articulaire une fois reconnue, il s'agit de

déterminer quel est le siége exact de la solution de continuité, si elle est unique ou s'il y en a plusieurs : c'est
là un problème difficile, et hâtons-nous de le dire très-
souvent impossible à résoudre.

Les auteurs ont indiqué comme signes des fractures
isolées de l'épitrochlée ou de l'épicondyle : 1° les traces
de contusions vers l'une ou l'autre de ces saillies ; 2° la
mobilité anormale imprimée isolément à ces mêmes saillies. Ces symptômes indiquent certainement une solution
de continuité de ces épiphyses ; mais ils ne démontrent
nullement que ces lésions soient isolées, et qu'il n'existe
pas en même temps d'autres solutions de continuité plus
étendues. En effet, nous avons vu que dans toutes les
expériences où nous avons simulé les chutes sur le
coude, le bras étant rapproché ou écarté du tronc, et où
l'on ne percevait comme symptômes que la mobilité
anormale de l'épicondyle ou de l'épitrochlée, on trouvait
toujours à l'autopsie, outre la lésion précédemment indiquée, une fracture transversale passant plus ou moins
exactement à la ligne diaphyso-épiphysaire ; et pourtant, dans ces expériences, l'absence du gonflement, de
douleur et de contraction musculaire rendait l'exploration beaucoup plus facile et plus sûre que chez le vivant.

Les fractures de l'olécrâne, sur la fréquence desquelles
nous avons insisté, ne pourront être reconnues que très-
exceptionnellement; lorsqu'il y aura un écartement des
fragments, ce qui est très-rare chez l'enfant.

On pourra diagnostiquer les fractures en ⋈ ou en H ,
lorsque le traumatisme aura été violent, lorsque le raccourcissement de l'humérus, la mobilité anormale et la
déformation seront considerables. La fracture transver-

sale simple ne se reconnaîtra que lorsque le déplacement sera assez marqué pour déterminer l'agrandissement du diamètre antéro-postérieur de l'articulation et la saillie en arrière de l'olécrâne.

Le seul caractère distinctif sur lequel nous insisterons, à cause de son importance au point de vue du traitement que nous allons proposer, a pour but de faire reconnaître les fractures isolées du condyle externe. Nous avons vu, en effet, dans nos expériences que la fracture isolée du condyle externe (2ᵉ série) était la seule variété de fracture du coude dans laquelle la flexion ou la demi-flexion produi-sit une coaptation exacte ; tandis que dans toutes les autres variétés, l'extension seule amenait la réduction des fragments ; la flexion augmentant le déplacement ou ne le modifiant point.

Le symptôme dont nous voulons parler est la disparition ou la modification de l'angle obtus naturel, ouvert en dehors, que forment le bras et l'avant-bras. On comprend facilement que si cet angle disparaît dans l'extension, c'est que le ligament latéral externe a été rompu, ou que le condyle externe a été arraché. Or, comme la première hypothèse n'est guère admissible chez l'enfant (exp. de la 2ᵉ série), il en faut conclure qu'habituellement, lorsque l'angle obtus disparaît, il y a eu fracture et écartement du condyle externe. D'après certains auteurs, cet écartement tendrait à augmenter sous l'influence de la contraction des muscles épicondyliens ; mais cette assertion n'est pas bien démontrée, parce que l'action musculaire s'exerce aussi sur le fragment supérieur, par l'intermédiaire des muscles huméro-radial et pre-

mier radial externe, dont les fibres s'insèrent en grande
partie au-dessus de l'épicondyle.

Nous avons recherché avec soin dans les expériences
de la 2ᵉ série les conditions précises dans lesquelles se
produisait ce symptôme, et quelle était sa valeur réelle.
Voici les conclusions auxquelles nous sommes arrivé.
Pour que l'angle obtus disparaisse, il faut nécessairement qu'il y ait écartement des fragments, et cet écartement n'est possible qu'autant que le périoste a été déchiré. Nous n'avons observé ce symptôme que dans les
cas de fractures isolées ou d'arrachements du condyle
externe, déterminés par la flexion latérale. Dans les fractures transversales accompagnées de grands délabrements, on peut, à la vérité, produire à volonté, faire disparaître l'angle obtus, grâce à la mobilité anormale extraordinaire que l'on rencontre dans le foyer de fracture,
mais on peut aussi l'exagérer, et, de plus, les autres
symptômes permettent de distinguer avec la plus grande
facilité ces fractures de l'arrachement épiphysaire de
l'épicondyle. Pour constater l'existence de ce signe, il
suffit de mettre le bras dans l'extension, et de l'examiner
comparativement avec le bras de l'autre côté, placé dans
la même position.

Les arrachements épiphysaires de l'épicondyle sont
assez rares.

PRONOSTIC.

Le pronostic des fractures du coude est loin d'être le
même chez l'enfant et chez l'adulte. Tandis que, chez ce
dernier, la fracture du coude compromet toujours gra-
vement les fonctions de l'articulation, chez l'enfant, au

contraire, les mouvements peuvent être le plus souvent conservés dans leur intégrité, si l'on emploie un traitement approprié. Cela tient à ce que les enfants sont, moins que les adultes, exposés à l'arthrite traumatique et à la roideur articulaire consécutive ; la raison en est dans la différence de structure des extrémités osseuses, et aussi dans la différence des lésions produites.

Si l'on a exagéré beaucoup la gravité des fractures du coude chez les enfants, cela tient à ce que l'on a attribué l'ankylose consécutive à l'arthrite et non à la réduction imparfaite des fragments, qui, suivant nous, est à peu près seule en cause. En effet :

1° Dans les cas de fractures du coude observées chez des enfants habituellement bien portants, et où l'on a noté l'examen du malade plusieurs mois après la consolidation, nous trouvons parfaitement indiqué que si les mouvements sont limités, ils le sont par une saillie anormale (voyez Coulon, Fractures chez les enfants, 61). A l'hospice de la Charité de Lyon, nous avons pu observer la même chose dans les anciennes fractures du coude traitées par la flexion et suivies d'une ankylose plus ou moins marquée.

2° Dans nos observations I, II, III, IV, VII, XII, dans lesquelles les fractures s'accompagnaient de délabrements considérables, et où la réduction des fragments avait été faite aussi exactement que possible, malgré les craintes de l'ankylose par arthrite consécutive, nous avons pu voir que la consolidation, une fois opérée dans une bonne position, la roideur articulaire ne résistait pas à un traitement approprié de 15 ou 20 jours, quelquefois moins, de sorte que l'articulation jouissait de toute l'étendue de ses mouvements, ou à peu de chose près.

3° Dans certaines lésions des autres articulations, on a observé, et nous avons observé nous-même un retour plus ou moins complet des mouvements, alors que chez l'adulte, cette même affection aurait été fatalement suivie d'ankylose complète.

4° Nous avons vu dans nos expériences que la surface articulaire de l'épiphyse humérale n'était pas, dans la généralité des cas, divisée vers son milieu (fracture transversale simple, fracture en ⋉ ou en ⊟), tandis que, chez l'adulte, le contraire a lieu le plus souvent (fracture en T, fracture oblique et articulaire de l'épitrochlée ou de l'épicondyle.

Ainsi donc, dans les fractures du coude *chez les enfants*, le danger de l'ankylose par coaptation imparfaite est beaucoup plus à redouter que celui de l'ankylose par arthrite : et chez eux une fracture du coude guérira d'autant mieux que la réduction des fragments sera plus parfaite.

Il est évident que l'état de santé habituelle de l'enfant est à considérer : ceux qui sont tuberculeux ou scrofuleux seront, dans certains cas, exposés à voir la tumeur blanche succéder à la fracture articulaire. M. Coulon en a cité un cas.

Les rachitiques forment un genre tout à fait à part, au point de vue des fractures ; comme chez eux, ces lésions ne s'accompagnent pas de déplacements considérables à cause de l'épaisseur du périoste qui sert d'attelle, et qu'il y a plutôt écrasement que fracture ordinaire, elles guériront très-bien, et cela sans ankylose.

Enfin, dernière considération, le retour des mouvements sera d'autant plus rapide et d'autant plus complet que l'enfant sera plus jeune.

Ainsi le pronostic des fractures du coude chez les enfants est subordonné aux conditions suivantes. : bonne santé habituelle du sujet; réduction aussi exacte que possible des fragments; époque rapprochée de l'accident; âge du sujet.

TRAITEMENT.

Les fractures du coude, chez les enfants, sont invariablement traitées par la flexion ou la demi-flexion. Or, nous venons de voir que, dans cette position, la réduction des fragments était, dans la grande majorité des cas, imparfaite ou nulle, et qu'alors, l'ankylose consécutive était due non pas à l'arthrite, mais au défaut de réduction. D'où il suit qu'en plaçant le membre dans la flexion ou la demi-flexion, on le met dans les conditions les plus propres à amener une ankylose plus ou moins complète.

Pour échapper à cet inconvénient, Granger proposait, pour les fractures articulaires de l'épitrochlée, de tenir l'avant-bras dans la demi-flexion, et rejetait tout appareil non-seulement comme inutile, mais comme nuisible en mettant obstacle à l'exercice continuel du coude, ce qui constituait, à son avis, l'une des principales indications. Mais ce traitement ne peut convenir que dans les fractures du coude sans déplacement, et ce n'est pas là le cas le plus ordinaire. Pézerat proposait l'extension forcée, également pour les fractures articulaires de l'épitrochlée, et cela dans le but de relâcher les muscles extenseurs.

Malgaigne fait remarquer que la raison invoquée est un contre-sens ; car les fléchisseurs s'insérant à l'épitro-chlée, il y aurait, au contraire, avantage à fléchir l'avant-bras. Mais, sans invoquer ce raisonnement, on peut, ainsi que nous l'avons vu à propos de l'anatomie pathologique, défendre les droits, non pas de l'extension forcée, mais bien de l'extension complète. Nous ne savons pas si Pézerat a mis en pratique le traitement qu'il proposait, et quels résultats il a obtenus.

Dans l'ouvrage le plus récent qui ait paru sur cette question, M. Coulon dit, en parlant des fractures sus-condyliennes qu'il suppose n'être pas pénétrantes : « Dans certains cas, où la réduction est très-difficile à obtenir et à maintenir, j'appliquerai une attelle à la face antérieure du bras, pour repousser en arrière la saillie angulaire, et je placerai le membre dans l'extension, position la plus commode pour maintenir la réduction. » (Fracture chez les enfants, p. 135.) M. Coulon ne dit pas avoir appliqué cette méthode, et de plus, il ne la propose que pour les fractures sus-condyliennes non articulaires. Après une observation de fracture sus-condylienne traitée par la flexion, et qui avait présenté tous les caractères de la fracture *articulaire* sus-condylienne, l'auteur s'exprime ainsi : « Cette observation montre que la roideur articulaire à la suite des fractures sus-condyliennes disparaît facilement : elle montre aussi que la réduction du fragment inférieur n'est pas toujours facile, et que la non-réduction a de graves conséquences, puisqu'elle limite pour toujours le mouvement de flexion de l'avant-bras. On doit donc tenter de réduire exactement, et le meilleur moyen pour maintenir cette réduction serait de mettre l'avant-bras dans l'extension complète. » (P. 137.)

Ainsi M. Coulon reconnaît que la roideur articulaire disparaît facilement dans des fractures qui sont toujours articulaires, et conseille timidement l'extension pour ces mêmes fractures qu'il supposait n'être pas pénétrantes, parce qu'il avait une connaissance incomplète des rapports de la synoviale articulaire avec la diaphyse.

Pour M. Laroyenne et nous, d'après les considérations longuement exposées dans les chapitres précédents et d'après les observations des malades qui ont été soumis au mode de traitement que nous proposons, nous croyons pouvoir dire que, d'une façon générale, la première préoccupation que l'on doit avoir dans les fractures du coude *chez les enfants*, c'est de réduire les fragments aussi exactement que possible, et que le meilleur moyen pour arriver à cette réduction est, dans l'immense majorité des cas, l'*extension complète.*

Lorsqu'on aura affaire à ce qu'on peut appeler un cas simple, lorsque le gonflement ne sera pas suffisant pour empêcher de constater nettement l'absence de tout déplacement, on pourra donner au membre une position quelconque, le bras en écharpe, par exemple, comme dans notre observation VII. Toutefois, comme le seul fait de la flexion pourrait, ainsi que nous l'avons vu dans nos expériences, imprimer au fragment inférieur un mouvement qui passerait inaperçu, il sera toujours plus prudent de mettre le bras dans l'extension complète lors même que l'exploration ne dénoterait aucun déplacement dans les fragments.

Lorsqu'il y a déplacement des fragments, c'est le cas

de beaucoup le plus fréquent, le gonflement peut être
modéré ou au contraire excessif, surtout s'il y a en même
temps lésions dans le voisinage (fracture du corps de
l'humérus ; fracture des os de l'avant-bras, comme dans
l'observation IV). Dans ce dernier cas, on peut attendre
pour placer l'appareil définitif, que le gonflement ait diminué ; il est alors plus facile de s'assurer que la réduction est exacte ; mais on peut toutefois sans de grands
inconvénients placer l'appareil immédiatement.

Voici comment procède M. Laroyenne à la Charité. Le
malade est chloroformisé, on cherche à se rendre un
compte aussi exact que possible des lésions existantes :
le membre est alors mis dans l'extension avec supination, et pendant qu'un aide tire sur l'avant-bras, le chirurgien surveille la réduction des fragments. Lorsque la
coaptation est aussi parfaite que possible, le membre est
maintenu dans l'extension complète pendant qu'on l'immobilise au moyen d'un bandage ouato-silicaté. On a
soin de mettre soit en avant, soit en arrière une attelle
rigide qui doit conserver au membre la position qu'on lui
a donnée jusqu'à ce que le bandage soit complètement
sec ; on peut alors enlever cette attelle devenue inutile.

Vers le vingtième ou vingt-cinquième jour, le bandage
est coupé, ou ce qui est mieux, le malade est envoyé au
bain. On commence alors à imprimer peu à peu des
mouvements à l'articulation, on force un peu plus à me-
sure que la consolidation du cal s'accentue. Vers le tren-
tième ou trente-cinquième jour après la fracture, dixième
après la levée de l'appareil, la flexion des mouvements va
facilement jusqu'à l'angle droit, et on peut avec ou sans
anesthésie porter l'avant-bras jusque dans la flexion

complète. Il reste un peu de roideur pendant les jours suivants, roideur que l'on traite par les mouvements forcés et les douches. L'étendue des mouvements que nous avons obtenus dans tous les cas est à peu près normale, elle est en moyenne de 30° à 180° pour l'extension et la flexion.

Lorsqu'on se trouve en présence d'une fracture du même genre remontant à trois semaines ou un mois et que la fracture est vicieusement consolidée, M. Laroyenne conseille d'intervenir de la façon suivante : Le malade est chloroformisé, le cal rompu et le bras mis dans l'extension : lorsque la réduction est faite avec tout le soin possible, on applique l'appareil inamovible comme dans le cas précédent, seulement l'appareil est laissé plus longtemps, de trente à trente-cinq jours, de façon à avoir un cal solide qui permette de rompre les adhérences des surfaces articulaires qui pourraient s'être développées, et de lutter contre l'épaississement et le défaut d'élasticité des ligaments : puis on continuera journellement les mouvements forcés et les douches de vapeur pour ramener la souplesse dans l'articulation.

Enfin lorsqu'on aura affaire à une fracture ou arrachement épiphysaire limité au condyle externe (variété très-rare et déterminée par la seule flexion latérale), le membre sera mis dans la flexion, l'avant-bras en supination complète, position dans laquelle la coaptation des fragments est la plus parfaite pour ce cas particulier. On appliquera alors un appareil inamovible et les mouvements seront communiqués de bonne heure à l'articulation.

Ainsi donc, pour nous résumer, nous avons au point de vue du traitement deux variétés de fractures du coude chez les enfants. Les unes qu'il faut traiter par l'extension complète, c'est l'immense majorité : fractures transversales simples ou compliquées de fracture de l'épitrochlée ou de l'épicondyle; fractures en ⋈ ou en ⊟ ; fractures isolées de l'épitrochlée. Les autres qu'il faut traiter par la flexion avec supination, c'est l'exception, et nous avons donné les signes qui pouvaient les faire reconnaître.

OBSERVATIONS.

OBSERVATION I. — *Fracture transversale, probablement en ⋈ ou en ⊟.* — Rogez (Jean-Baptiste), de Lyon, âgé de 7 ans 1/2, entre le 14 juin 1875 à la Charité, dans le service de M. Laroyenne, salle Saint-Philippe, n° 3. Le petit malade est tombé le matin même par la fenêtre d'un 2° étage : à 1 mètre environ du sol, le coude gauche heurte violemment contre le rebord d'une croisée, d'où mouvement de rotation incomplet, chute sur le poignet droit et sur la tête.

Du côté droit, on constate facilement une fracture de l'extrémité inférieure du radius.

Au bras gauche, gonflement considérable du coude; le bras est en pronation et en demi-flexion : mouvements spontanés nuls; tous les mouvements communiqués déterminent une crépitation des plus manifestes : la douleur gêne beaucoup l'exploration, qui est remise au lendemain.

Le 15, lendemain de l'accident, le malade est chloroformisé. On constate alors que la flexion complète est possible, l'extension très-limitée, la supination impossible : tous ces mouvements donnent lieu à une crépitation facilement perceptible à l'oreille; mobilité anormale en dedans et en dehors. A l'exploration de la région, on sent en avant une saillie anormale, mais on ne peut déterminer exactement si elle appartient au fragment supérieur ou à l'inférieur; le diamètre antéro-postérieur de l'extrémité humérale est augmenté; le compas d'épaisseur donne, à travers les parties molles, 35 millim. pour le bras gauche, 29 millim. pour le bras droit; le diamètre transversal est sensiblement le même des deux côtés. L'humérus gauche est raccourci de près de 1 centimètre. Diagnostic : fracture transversale, probablement en ⋈ ou en ⊟.

Le bras est mis dans l'extension avec supination; une traction modérée amène la réduction aussi complète que possible des fragments ; le bras est immobilisé dans cette position au moyen d'un bandage ouato-silicaté ; pour assurer l'immobilisation on fait, au niveau du coude, une striction assez énergique, sans toutefois compromettre la circulation du membre.

La fracture de l'extrémité inférieure du radius est également mise en appareil.

Le lendemain, 16, le malade souffre un peu du bras gauche, mais on le soulage rapidement en lui tenant la main élevée au moyen d'un coussin.

Le 18. Le bandage étant parfaitement sec, le petit malade se lève et commence à jouer avec ses camarades.

Le bandage est enlevé le 11 juillet, vingt-sixième jour après la mise en appareil. On constate que le coude est encore un peu tuméfié, et les extrémités osseuses un peu plus volumineuses que celles du côté opposé. On commence les mouvements dès le premier jour, mais on ne les exerce que très-modérément, à cause de la douleur et dans la crainte de rompre le cal.

Le deuxième jour, 12 juillet, le malade ayant été consigné au lit, à cause de sa turbulence, on lui promet de lever la punition dès qu'il pourra se moucher avec sa main gauche. Le quatrième jour, 14 juillet, le résultat était obtenu.

Le 25 juillet, la flexion allait jusqu'à 70° environ, et le 14 août, jour de la sortie de l'hôpital, tous les mouvements étaient intégralement revenus, au point qu'en regardant le petit malade fléchir et étendre ses deux bras, il était impossible de discerner par la simple inspection des mouvements quel était le coude qui avait subi la violence du traumatisme.

Obs. II. — Vital (Eugène-Benoît), de Lyon, âgé de 7 ans et 4 mois, entré, le 27 mars 1875, à la Charité, service de M. Laroyenne, salle Saint-Philippe, n° 5. — Chute sur le coude, le bras écarté du corps ; le petit malade est tombé de sa hauteur seulement.

A son entrée à l'hôpital, le lendemain de l'accident, on constate un gonflement modéré du coude et des traces de contusion à la région épitrochléenne : les mouvements spontanés sont à peu près nuls ; les mouvements communiqués, quoique plus étendus, sont néanmoins fort limités, surtout l'extension. Ils s'accompagnent tous de crépitation : mouvement de latéralité en dehors, tendant à exagérer l'angle obtus nature ouvert en dehors ; saillie anormale de l'épitrochlée en dedans. — A l'exploration, augmentation du diamètre antéro-postérieur, saillie de l'épitrochlée en avant et en dedans.

Le jour même, le malade est chloroformisé. On constate avec plus d'exactitude les symptômes précédents, puis le bras est mis en extension ; une légère traction amène la coaptation , et on applique dans cette position l'appareil ouato-silicaté.

Le bandage est enlevé le 24 avril, vingt-huitième jour après la mise en appareil ; les mouvements de flexion sont commencés peu à peu. Le 29 avril, la flexion est à peu près à 90°. Le 12 mai, le malade sortait de l'hôpital, la flexion et l'extension se faisaient dans toute leur étendue ; l'articulation n'avait pas encore recouvré toute sa souplesse, mais les mouvements n'étaient pas limités.

OBS. III. — Ruffet (Louis), de Lyon, âgé de 10 ans et demi, entré, le 17 avril 1875, à la Charité, service de M. Laroyenne, salle Saint-Philippe, no 38. — Chute de sa hauteur sur le coude gauche, le bras écarté du corps.

Le petit malade est d'abord mené à un rhabilleur en renom, qui se borne à lui faire des applications froides, après lui avoir réduit une prétendue luxation. A son entrée à l'hôpital, quatre jours après l'accident, le bras est en demi-flexion, les mouvements spontanés sont fort limités, les mouvements communiqués ne sont guère plus étendus, quoique le malade soit bien courageux et supporte l'exploration sans se plaindre. L'extension est comparativement plus limitée que la flexion ; tous les mouvements, mais surtout la supination, déterminent de la crépitation ; mouvement de latéralité en dehors, exagérant l'angle obtus naturel. — A l'exploration, augmentation du diamètre antéro-postérieur, saillie exagérée de l'épitrochlée, en dedans et en avant ; raccourcissement de l'humérus. Le compas d'épaisseur donne, pour le côté gauche, 20 centimètres ; pour le côté droit, 21 1[2. — Diamètre transversal gauche, 53 millimètres ; droit, 50. — Diamètre antéro-postérieur gauche, 44 millim. ; droit, 26.

Le jour même, le malade est chloroformisé : une traction assez énergique sur l'avant-bras, le membre étant en extension et en supination, amène une réduction complète des fragments ; on ne sent plus de saillie anormale. Les deux bras, comparés dans l'extension, paraissent parfaitement symétriques ; le bras gauche est immobilisé en extension complète au moyen du bandage ouato-silicaté.

Le 13 septembre, vingt-septième jour après la mise en appareil, le bandage est coupé ; le coude gauche est encore plus volumineux que le droit, mais les diverses saillies osseuses sont dans leurs rapports normaux. On commence modérément les mouvements. Le 18 septembre, la flexion ne va pas tout à fait jusqu'à l'angle droit. Le 22 septembre, la flexion spontanée va jusqu'à 80° : le même jour, elle est poussée brusquement jusqu'à 45°. Quatre jours après, le malade est obligé de quitter l'hôpital, les mouvements sont aussi étendus que possible ; mais l'articulation n'a pas encore retrouvé toute sa souplesse.

Obs. IV. — Argens (Auguste), de Lyon, âgé de 7 ans et 5 mois, entre à la Charité, le 10 septembre 1875, dans le service de M. Laroyenne, salle Saint-Philippe, n° 30. Le matin même, le petit malade était monté en croupe derrière un artilleur, lorsqu'il perdit l'équilibre et tomba sur le pavé, le poignet et l'avant-bras droit supportant tout le poids du corps. Deux heures après, le malade est apporté à l'hôpital ; tout le membre supérieur droit est le siége d'un gonflement énorme, la peau est très-tendue, l'épanchement augmente constamment et rend l'examen à peu près impossible ; néanmoins on peut constater une fracture des deux os de l'avant-bras et des fractures multiples dans le coude, où l'on trouve de la crépitation et de la mobilité anormale dans tous les sens, sans pouvoir déterminer, même très-approximativement, les lésions existantes.

Le bras est mis provisoirement dans une gouttière, et on fait des applications d'eau blanche.

Le lendemain, le gonflement est encore plus considérable, et deux phlyctènes se produisent au niveau du coude. Le gonflement persiste les jours suivants.

Le 18. Huit jours après l'accident, l'épanchement a diminué beaucoup, mais il ne laisse pas d'être encore très-considérable. On constate une augmentation énorme du diamètre antéro-postérieur, un raccourcissement marqué de l'humérus, et l'épitrochlée mobile et isolée du fragment inférieur ; les deux os de l'avant-bras sont fracturés à la réunion du tiers supérieur avec les deux tiers inférieurs.

Le malade est chloroformisé ; l'extension en supination, combinée avec une traction énergique, amène une réduction assez exacte, autant qu'on en peut juger du moins, à travers les parties molles tuméfiées. Le membre est immobilisé dans cette position au moyen du bandage ouato-silicaté.

16 octobre, vingt-huitième jour après la mise en appareil, le bandage est coupé : le coude est encore passablement tuméfié, la fracture des os de l'avant-bras est parfaitement consolidée, on commence les mouvements dans l'articulation.

Le 18. La flexion arrive presque à l'angle droit.

Le 20. La flexion arrive à 90°, et, le 22, on peut imprimer à l'avant-bras droit des mouvements de flexion et d'extension aussi étendus que ceux de l'avant-bras gauche.

Les 23 et 24. Le malade a été envoyé à la douche de vapeur pour ramener plus vite la souplesse de l'articulation.

Obs. V. — J. M..., de Lyon, âgé de 12 ans, tombe dans un escalier au mois de mars 1874. Le médecin appelé à lui donner ses soins constate tous les signes d'une fracture du coude droit ; le fragment inférieur fait en avant une saillie considérable : l'avant-bras est placé en demi-flexion et l'on cherche, au moyen d'une attelle antérieure, à repousser en arrière le fragment inférieur.

Vingt jours après, M. Laroyenne, appelé à donner ses soins au malade, constata la même déformation et la gêne qu'elle apportait au jeu de l'articulation ; il rompit le cal par un mouvement de flexion forcée, et plaça le membre dans l'extension. L'appareil fut maintenu pendant un mois. A partir de ce moment, on fit exécuter à l'avant-bras de légers mouvements de flexion. Quarante jours après la levée de l'appareil, comme la flexion n'atteignait pas encore l'angle droit, on imprima à l'avant-bras un mouvement de flexion forcée, ce qui produisit une vive douleur. Cinq mois environ après l'accident, l'articulation du coude avait recouvré tous ses mouvements.

Obs. VI. — Blanc (Jean-Marie), de Lyon, âgé de 1 an et 3 mois, entre à la Charité, le 2 mai 1875, salle Sainte-Sophie, n° 17. Le petit malade est tombé de sa hauteur sur le coude droit. Après avoir subi les frictions et massages de plusieurs rhabilleurs, il est amené à l'hôpital quinze jours après l'accident. On constate alors une tuméfaction considérable du coude ; le diamètre antéro-postérieur est de beaucoup augmenté ; l'épitrochlée fait une forte saillie en avant et en dedans ; l'angle obtus naturel, ouvert en dehors, est exagéré ; les mouvements sont limités, surtout l'extension ; tous s'accompagnent de crépitation.

Le malade est chloroformisé ; l'extension, unie à la traction avec supination, amène une réduction satisfaisante des fragments ; le bras est immobilisé dans cette position par un bandage ouato-silicaté.

Vingt-trois jours après la mise en appareil, le bandage est enlevé ; on constate que le coude est encore un peu augmenté de volume, mais les saillies osseuses paraissent à leur place. Les mouvements de flexion sont commencés peu à peu. Un mois et demi après nous revoyons le malade, les mouvements ont été continués régulièrement, les mouvements sont aussi étendus du côté droit que du côté gauche, et l'articulation a, à peu près, retrouvé toute sa souplesse.

Obs. VII. — Barbier (Joseph), de Lyon, âgé de 14 ans 1/2, entré le 26 avril à la Charité, service de M. Laroyenne, salle Saint-Philippe, n° 37. Le malade est tombé de sa hauteur sur le coude droit, le bras un peu écarté du corps. A son entrée, on constate que le coude est un peu tuméfié ; tous les mouvements s'exécutent bien malgré la douleur, seules l'extension complète et la supination forcée déterminent de la crépitation. A l'exploration on ne trouve point de saillie ou de mobilité anormale ; la pression détermine une douleur très-limitée immédiatement au-dessus de l'épicondyle et au-dessus de l'épitrochlée.

Le malade est laissé sans appareil ; le bras est simplement tenu dans une écharpe.

16 mai, vingtième jour après l'accident, on commence les mouvements d'extension ; il y a un peu de roideur articulaire, elle cède peu à peu aux mouvements forcés.

Le 21. Le malade sort, l'extension n'est pas loin d'être complète. Nous revoyons le malade quelque temps après, les mouvements de l'articulation ont repris toute leur étendue.

Obs. VIII. — Guigard (Casimir), de Lyon, âgé de 5 ans et 4 mois, entré à la Charité, le 2 décembre 1874, service de M. Laroyenne, salle Saint-Philippe, n° 3. Le malade est tombé sur le coude gauche, le bras écarté du corps.

A son entrée à l'hôpital, on constate un gonflement modéré du coude ; les mouvements, très-douloureux, ne peuvent être explorés qu'incomplètement : l'extension et la supination forcées déterminent de la crépitation. A l'exploration, on ne sent point de saillie ni de mobilité anormales, pas d'augmentation du diamètre antéro-postérieur : toutefois l'épitrochlée paraît un peu plus saillante en dedans, du côté malade, que du côté sain.

En présence de cette absence apparente de déplacements, le bras est immobilisé dans la flexion. Vingt-cinq jours après, le bandage est enlevé et les mouvements commencés peu à peu. Au bout de quinze jours, l'extension arrive à 100° environ, seulement on constate que dans cette position l'angle obtus naturel, ouvert en dehors, est singulièrement diminué ; il est réduit à 130° environ, de sorte que, dans le mouvement d'extension, le poignet est considérablement projeté en dehors ; de plus, les mouvements de pronation et de supination sont extrêmement limités.

Devant cet état de choses, M. Laroyenne fait chloroformiser le malade, le cal est rompu, le bras placé dans l'extension, et la supination complète ; la traction est opérée pendant qu'on applique un appareil ouato-silicaté.

Vingt-six jours après, 3 février, le bandage est enlevé et les mouvements de flexion commencés peu à peu. La flexion arrive à 90° au bout de dix jours, elle est complète quelques jours après. A la fin de février, le malade quitte l'hôpital, les mouvements de flexion et d'extension sont complets ; on ne trouve plus trace de la déformation indiquée précédemment : les mouvements de pronation et de supination se font très-bien.

Obs. IX. — Mercier (Marie), âgée de 5 ans, est tombée sur le coude le 13 mars 1875 : le jour même, le bras est immobilisé en flexion par le médecin qui la soigne. L'appareil est enlevé vingt jours après, et les mouvements commencés modérément.

25 avril, quarante-unième jour après l'accident, la petite malade est présentée à M. Laroyenne qui constate que, malgré les mouvements forcés imprimés depuis vingt jours, la flexion reste limitée à 90°, l'extension à 110°. A l'exploration, on trouve le coude très-volumineux, le diamètre transversal augmenté : les diverses saillies osseuses normales sont très-déformées, il est même assez difficile de les reconnaître ; on sent en avant, à 1 centimètre au-dessus du pli du coude, une forte saillie osseuse qui limite les mouvements de flexion. Les choses sont laissées dans cet état.

Obs. X. — Dallard (Frédér.), d'Aubenas, âgé de 7 ans et 9 mois, est tombé sur le coude gauche le 19 janvier 1875. Le médecin qui le soigne immobilise le bras en demi-flexion. Vingt-deux jours après, l'appareil est enlevé, et les mouvements de flexion et d'extension commencés. Au commencement de mars, trois semaines environ après la levée de l'appareil, nous avons eu l'occasion d'examiner le petit malade : la flexion est limitée à 90°, l'extension à 120° ; le coude gauche est beaucoup plus volumineux que le droit, le diamètre transversal est augmenté ; on sent, un peu au-dessus du pli du coude, une saillie osseuse anormale qui limite les mouvements de flexion, elle est plus marquée en dehors qu'en dedans.

Obs. XI. — Besson (Joseph-Auguste), de Lyon, âgé de 7 ans, entré à la Charité, service de M. Delore, salle Saint-Pierre, n° 11, pour une affection de la jambe. Le petit malade présente en outre une ankylose presque complète du coude gauche : la flexion est limitée à 90°, l'extension à 110° ; l'avant-bras est en pronation complète, la supination est complètement impossible. A l'exploration, on sent les déformations suivantes : l'épicondyle, au lieu d'être situé un peu au-dessus du plan passant par le sommet de l'épitrochlée et perpendiculaire à l'axe du bras, se trouve fort au-dessous, à 1 cent. 1/2 environ ; il est très-volumineux : en avant de cette apophyse, et au niveau du pli du coude, on rencontre une saillie arrondie que l'on sent mouvoir sous le doigt lorsqu'on essaie les mouvements de pronation et de supination ; c'est la tête radiale, luxée, qui est venue se loger en avant et au-dessus de l'épicondyle. Les rapports de l'olécrâne avec l'épitrochlée n'ont point changé ; cette dernière apophyse ne présente rien d'anormal, les rapports de l'olécrâne avec l'épicondyle ont, au contraire, subi de notables modifications ; la distance de ces deux saillies osseuses est deux fois plus grande du côté malade que du côté sain. En raison de l'abaissement considérable de l'épicondyle, la longueur de l'humérus, du côté malade, paraît augmentée de 1 cent. 1/2.

Les parents du petit malade racontent que l'enfant ne peut se servir

de son coude depuis des tractions brutales que la nourrice aurait fait
subir au bras gauche.

Obs. XII. — *Fracture du coude gauche simulant une luxation du coude
en arrière.* — Taracoit (Christophe), de Lyon, âgé de 14 ans, entre à la
Charité, service de M. Laroyenne, salle Saint-Philippe, n° 7, le 20 septembre 1875. Le malade était suspendu par la jambe à un trapèze, la
jambe cède, et l'enfant tombe sur la main gauche; il est amené une
heure après à l'hôpital de la Charité. Déformation considérable; le
membre est dans l'extension, l'olécrâne fait en haut et en arrière une
saillie énorme, elle paraît remontée en arrière de 8 centimètres; l'épitrochlée et l'épicondyle sont difficilement perceptibles à cause du gonflement. En avant, saillie considérable au niveau du pli du coude; cette
saillie donne la sensation de l'extrémité inférieure de l'humérus, seulement son diamètre transversal paraît un peu diminué. Le diamètre antéro-postérieur du coude est considérablement augmenté. L'avant-bras
est facilement ramené à sa place; on n'entend point le choc que détermine habituellement le rapprochement brusque des surfaces articulaires:
tous ces mouvements déterminent une crépitation des plus évidentes.
Raccourcissement de l'humérus de 2 cent.

Le lendemain, le malade est chloroformisé; on constate que la luxation
de l'avant-bras en arrière se reproduit avec la plus grande facilité, et
s'accompagne des mêmes symptômes que la veille, quoique un peu moins
accusé : le moule en plâtre est pris dans cette position.

Le 28. Huit jours après l'accident, le bras est mis dans l'extension
complète; une traction assez énergique est opérée pendant qu'on immobilise le membre au moyen d'un bandage ouato-silicaté.

22 octobre. Nous quittons le malade, il a encore son appareil silicaté.

Le 5 novembre. M. Laroyenne nous envoie la note suivante sur l'état
du malade :

Le 30 octobre. 40 jours après la fracture, 30 après la mise en appareil, le bandage est enlevé et les mouvements de flexion commencés.

Le 3 novembre. Quatre jours après, la flexion arrive jusqu'à 45°, il y a
fort peu de roideur articulaire. Les mensurations donnent :

Diamètre bicondylien. — Du côté sain, 5,6^{mm}; du côté malade, 5,6.

Diamètre antéro-post. — Sain, 4 cent; du côté malade, 4 cent. 4.

Circonférence passant par l'épicondyle. — Des deux côtés 19 cent.

Distance de l'olécrâne à l'épicondyle. — Du côté sain, 2 cent. 8; du
côté malade, 3 cent.

Distance de l'olécrâne à l'épitrochlée. — Du côté sain, 1 cent. 8^{mm}; du
côté malade, 2 cent.

CONCLUSIONS.

I. Lorsque *chez les enfants* les chutes sur le coude déterminent une solution de continuité des os, on peut
observer les lésions suivantes :

a). Si le traumatisme est violent, il se produit une
fracture en ⋈ ou en ⊟, lésion qui chez l'enfant repré-
sente la fracture en T de l'adulte.

b). Si le traumatisme est modéré, il détermine une
fracture transversale siégeant plus ou moins régulièrement
à la ligne diaphyso-épiphysaire ou à quelques millim.
au-dessus. L'épitrochlée ou l'épicondyle peuvent être ou
non séparés dn fragment inférieur et simuler une fracture isolée de ces apophyses. Si la chute a eu lieu le
bras écarté du corps, l'épitrochlée a toujours de la tendance à se porter en avant et en haut (mouvement de
rotation autour de l'épicondyle pris comme centre). Si la
chute a eu lieu le bras rapproché du corps, on observe
la même chose, mais pour l'épicondyle.

c). Dans tous les cas, il y a une fracture éphysaire de
l'olécrâne ; l'écartement des fragments est excessivement
rare.

II. Les chutes sur le coude peuvent déterminer des
fractures qu'il est impossible de reconnaître.

III. Lorsque *chez les enfants*, les chutes sur la paume de la main déterminent une lésion *dans le coude*, il se produit habituellement une fracture transversale siégeant plus ou moins régulièrement à la ligne diaphyso-épiphysaire ; l'avant-bras a toujours de la tendance à se déplacer en arrière, en entraînant avec lui le fragment inférieur, et à simuler ainsi une *luxation* du coude en arrière.

IV. Les tractions directes sur l'avant-bras amènent la disjonction ou fracture épiphysaire ; elle est simple jusqu'à dix ans, s'accompagne de petites esquilles au delà.

V. La flexion latérale avec ou sans torsion détermine des arrachements épiphysaires de l'épitrochlée ou de l'épicondyle suivant le sens de la flexion. Cette dernière lésion peut être quelquefois prise chez les très-jeunes enfants pour ce qu'on appelle la subluxation de la tête du radius.

VI. Le passage d'une roue de voiture et les traumatismes analogues produisent, suivant le degré de la pression, des fractures transversales diaphyso-épiphysaires ou des fractures en ⋈ ou en ⊟ .

VII. Dans toutes les fractures transversales simples ou compliquées (⋈ -⊟), dans les arrachements ou fractures épiphysaires de l'épitrochlée, l'*extension*, combinée ou non suivant les cas, avec une traction modérée amène une réduction complète des fragments ; la *flexion* exagère le déplacement ou ne le modifie pas. Dans les arrachements épiphysaires du condyle externe, la flexion seule combinée avec la supination produit une coaptation exacte :

VIII. Lorsque à la suite des fractures du coude, on observe une ankylose plus ou moins complète, elle est toujours due à la réduction incomplète des fragments et non à l'arthrite consécutive à la fracture articulaire. Les fractures du coude guérissent sans perte de mouvements si la réduction a été bien faite.

IX. Toutes les fractures du coude doivent être immobilisées en *extension*, à l'exception de la lésion bien rare que nous avons appelée arrachement épiphysaire de l'épicondyle.

Paris. A. PARENT, imprimeur de la Faculté de Médecine, rue Mr-le-Prince, 31.

www.ingramcontent.com/pod-product-compliance
Ingram Content Group UK Ltd.
Pitfield, Milton Keynes, MK11 3LW, UK
UKHW021216230726
13926UKWH00003B/1065